당신의 운동은 몸개그였다

바디 스컬터 RYU가 알려 주는 체형 교정 운동과 다이어트

당신의 운동은 몸개그였다

초판 1쇄 발행 2019년 3월 7일
초판 2쇄 발행 2020년 5월 29일

지은이 유창성

펴낸이 이형도

펴낸곳 망고나무

전화 031-908-8516(편집부), 031-919-8511(주문 및 관리) | **팩스** 0303-0515-8907

주소 경기 파주시 회동길 219, 사무동 4층 401호

이메일 ireme@iremedia.co.kr

등록 제396-2004-35호

재무총괄 이종미 | **경영지원** 김지선
편집 최나래, 김윤정 | **마케팅** 윤정하 | **디자인** 9mm

ISBN 979-11-88279-34-0 03510

- 가격은 뒤표지에 있습니다.
- 잘못된 책은 구입하신 서점에서 교환해드립니다.

이 도서의 국립중앙도서관 출판예정도서목록(CIP)은 서지정보유통지원시스템 홈페이지(http://seoji.nl.go.kr)와
국가자료종합목록시스템(http://www.nl.go.kr/kolisnet)에서 이용하실 수 있습니다. (CIP제어번호 : CIP2019003127)

망고나무는 ㈜이레미디어의 실용서 브랜드입니다.
나눔의 기쁨을 알려 주는 망고나무를 본받아 건강한 양서를 만듭니다.

당신의 운동은 몸개그였다

바디 스컬터
RYU가 알려 주는
셀프 체형 교정
운동과 다이어트

유창성 지음

망고나무

목
차

1

왜 우리의 운동은
몸개그가 되었나

2

당신이 알고 있는
모든 지식을 의심하라

3

당신이 운동을 해야 하는 이유는 반드시 있다

4

이제부터
바디 스컬팅이다

5

바디 스컬터 RYU의 현장 사례

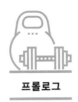

지금까지 당신이 했던 운동은 몸개그에 불과하다

사례 1

등이 많이 굽은 사람이 가슴 운동을 하고 있다. 가슴을 펴야 힘이 들어가는데, 구부러진 등 때문에 가슴을 펼 수가 없다.

계속 이와 같은 방식으로 운동할 경우 등은 더 굽을 것이다.

사례 2

윗등 운동을 하려는 사람이 어깨에 힘을 무리하게 주고 있다. 등을 펴야 하는데, 어깨와 목에 힘이 들어가다 보니 등이 더 굽는다.

계속 이와 같은 방식으로 운동할 경우 어깨가 비정상적으로 솟아올라오고, 목과 등의 경계가 사라질 것이다.

사례 3

바르게 호흡하거나 박자를 맞추지 않고, 마구잡이로 무게Weight를

드는 사람이 있다. 어디에 힘을 주어야 하는지 모르므로, 써야 할 근육을 전혀 쓰지 못한다.

계속 이와 같은 방식으로 운동할 경우 관절을 다칠 것이다.

사례 4

'팔八'자 모양으로 발을 지나치게 안쪽으로 꺾은 채 트레드밀treadmill 위를 걷는 사람이 있다. 체중이 많이 나가 더 위태롭게 보인다.

계속 이와 같은 방식으로 운동할 경우 다리 관절이 더욱 휠 것이다.

피트니스 센터Fitness Center에 가보면, 위에서 소개한 사례와 같이 잘못된 방법으로 운동하는 사람들을 쉽게 만날 수 있다. 트레드밀에서 걸을 때 팔자로 걷기도 하고, 거북목인 자세로 걷기도 하며, 때로는 엄청난 하중(체지방)을 몸에 지고 뛰기도 한다. 그들의 목표가 무엇인지는 모르겠으나, 시작이 잘못되었기 때문에 곧 운동을 중단할 수밖에 없다. 잘못된 운동 방법은 잘못된 몸을 만든다. 그리고 잘못된 방법으로 하는 운동은 아무 쓸모없는 '몸개그'일 뿐이다.

얼마 전, 취미로 야구를 같이 하는 두 살 터울의 동생에게 물었다.

"요즘 운동은 하니?"

"그럼요. 살 빼려고 배드민턴 시작했어요. 레슨도 받아요."

체중이 100kg이 넘고 배가 지나치게 많이 나온 동생이라, 대답을 듣는 순간 걱정이 되었다. '레슨을 받는 것은 좋지만, 배드민턴을 할 때 동생의 무릎과 발목이 버틸 수 있을까?'

얼마 후, 그 동생을 다시 만났다.

"무릎이 아파 병원에 갔는데, 배드민턴은 무리가 되니 그만하고 자전거 타래요. 그래서 자전거 사서 열심히 타고 있어요."

내 직업을 모르는 동생이지만, 이번엔 한마디 던졌다.

"다리에 근육을 좀 만들고 자전거를 타야 할 것 같은데?"

"어차피 자전거 타면 저절로 근육이 생기잖아요."

"응, 그렇긴 하지….''

더는 말하지 않았다. 하지만 내 머릿 속에 다음과 같은 말들이 떠올랐다.

'자전거를 탈 때 쓰는 허벅지 근육도 위치에 따라 만드는 방법이 다른걸. 무릎에 통증이 있다면, 먼저 무릎과 가장 떨어진 부분인 사타구니 근처의 대퇴근과 내전근을 만들 필요가 있어. 그 후 위에서 아래 방향으로 근육을 키워 나가는 것이 안정적으로 근육을 만들 수 있는 방법이지. 자전거 타기는 일반인들이 생각하는 것처럼 단순한 운동이 아니야. 만약 지금의 몸으로 자전거를 탄다면, 근육이 아닌 관절이 주가 되어 움직이는 운동을 하는 셈이야. 물론 근육은 생기겠지만, 관절에 크게 무리가 갈 수도 있어. 인대나 연골에 또 다른 상처가 생길 가능성도 커지지. 일단 식이 요법을 통해 체중을 줄이면서, 전문가의 도움을 받아 근육을 만드는 작업이 필요해.'

자전거를 타도, 등산을 해도, 심지어 동네 산책을 해도 근육이 생긴다. 사람이 직립 보행을 하는 한 하체 근육은 계속해서 쓰이고 단련될 것이다. 다만, 못 걷게 되었을 때 근육은 소실된다.

11

사람의 몸을 고급 자동차에 비유해 보자. 연령이 10대인 사람을 5만 km 주행한 차로, 40대인 사람을 20만km 주행한 차로 생각하면 이해가 쉬울 것이다. 10~20만km 정도 주행한 자동차는 심한 고속 주행을 하거나, 과격한 운전 습관을 갖고 있지 않은 한 크게 문제가 발생하지 않는다. 때마다 엔진 오일, 배터리, 타이밍벨트, 점화 플러그, 타이어 등과 같은 소모품들을 잘 교체해 주면 된다. 사람의 몸도 마찬가지다. 몸을 부정확한 방법으로 과격하게 움직여서 뼈, 연골, 인대, 건과 같은 소모품을 손상시키거나 마모시키지 않는다면, 큰 무리 없이 40대를 맞이할 수 있다.

하지만 그 이후부터는 다른 것이 필요하다. 일단 소모품을 보호해 줄 능력이 있는 근육을 온몸에 장착해야 한다. 그리고 식이 요법, 수면, 스트레스 등 신진대사와 생체 리듬에 영향을 줄 수 있는 요소들을 잘 관리해 주어야 한다. 이미 몸을 많이 사용한 상태이기 때문에, 자동차처럼 정속 주행을 한다고 해도 노화는 계속된다. 따라서 몸에 짐과 같은 체지방을 실은 상태에서의 지나친 관절 사용은 위험 요소가 될 수밖에 없다. 등산이나 자전거를 타는 행위가 에너지를 순환시키는 데는 도움이 될 수 있지만, 자칫하면 중요한 신체 부위들에 악영향을 끼쳐, 영구적으로 사용이 불가능해지는 결과를 초래할 수도 있다. 특히 근육이 소실되면 잘 걷지 못하게 된다. 이는 엄청난 노화의 출발점이다.

이처럼 본인에게 맞지 않는 운동을 반복할 경우, 그것이 불러일으키는 부정적인 결과는 생각보다 크다. 막연히 체중을 줄이고 싶어서 운동을 시작하는 사람들이 많다. 단순히 '덜 먹고 더 움직이면 된다'고 생각한다. 하지만 몸은 그리 간단하지 않다. 왜 체중이 불어나는지, 혹은 왜 아무리 먹어도 체중이 늘지 않는지를 이해하는 것이 먼저다.

이를 위해서는 호르몬, 관성 체중(저자가 만든 용어, =세트포인트 체중), 식습관, 운동습관, 때로는 직업군까지도 파악해야 한다. 통계로 볼 때 다이어트 성공률은 5% 미만이다. 사실 이 비율도 성공했다고 생각하는 개인들의 착각이 인터뷰에 반영된 결과이다. 통상적으로 운동 전문가들은 다이어트 성공률을 1% 미만으로 잡는다. 그렇다면 다이어트 성공률을 높이고, 잘못된 몸개그에서 벗어나기 위해 우리가 알아야 할 것들은 무엇일까? 그 내용을 이 책에 빠짐없이 담았다.

나는 오늘도 사람들에게 자신들이 꿈꾸는 몸을 만들어 주기 위해 열정을 불태우고 있다. 사람들의 몸을 조각하고, 그들의 변화된 인생을 함께 기뻐한다. 자신의 몸이 멋지게 바뀐다면 자존감은 자연스럽게 높아진다. 이 책을 읽는 분들에게, '진짜 운동 전문가'가 전하는 '제대로 된' 운동으로 인생을 바꾸는 기적이 일어나기를 바란다. 이 책이 훌륭한 주춧돌이 되어 줄 것이다.

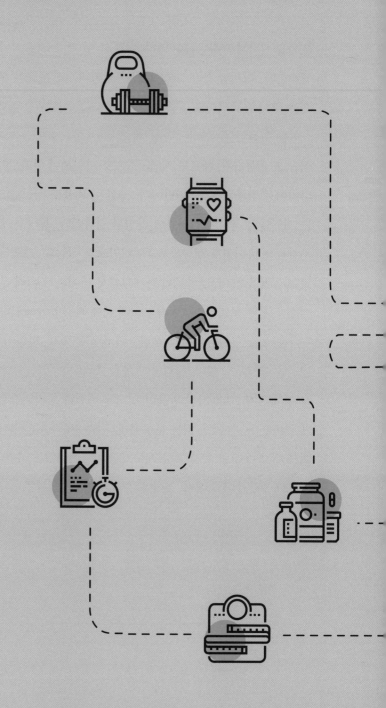

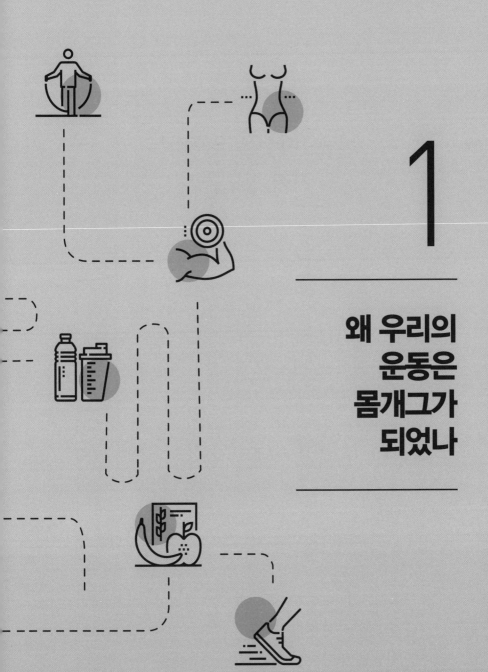

1

왜 우리의
운동은
몸개그가
되었나

오늘도 당신을 유혹하는
가짜 정보들

운동은 하기 싫고, 대신 사우나에서 땀을 빼는 것으로 체중을 관리하는 사람들이 있다. 땀을 빼는 것은 수분을 인위적으로 줄이는 것이기 때문에 주의해야 한다. 심한 경우 탈수가 일어나거나, 혈액이 끈적끈적해져 혈관 계통에 질환이 생길 수 있다.

어떤 사람은 사우나를 하면서 자신의 배나 팔뚝의 살을 끊임없이 꼬집는다고 한다. 그 부위가 파랗게 멍이 들도록 말이다. 어디서 '살을 빼고 싶은 부위를 꼬집으면 그 부위의 체지방이 줄어든다'는 말을 들은 모양이다.

이와 같이 다이어트와 운동에 대한 정보는 무수히 많다. 지금도 자고 일어나면 새로운 정보들이 쏟아질 정도로 관심을 받는 영역이다. 정보가 많으면 많을수록 거르는 장치가 필요해 보이지만, 사람들은 자신이 하고 싶거나 할 수 있는 방법에만 귀를 기울인다. 특히 다이어트 약은 쉽고 편리하다는 점 때문에 많은 사람들을 솔깃하게 한다. 텔레비전 방송, 병원이나 한의원에서도 비만 탈출을 광고하는 약이나 주사에 대한 정보가 버젓이 사람들을 유혹한다. 때문에 먹기만 하면 살이 빠진다는 광고에 속아 사람들이 약으로 몸을 혹사시키기도 한다. 약을 복용하며 원푸드 다이어트(살을 빼기 위해 한 가지 음식만 지속적으로 먹는 것)를 하다가 골밀도가 떨어져 뼈가 산산조각난 사람의 이야기도 들은 적이 있다. 당사자를 생각하면 웃을 수만은 없는 일이다.

다이어트 약 판매자들이 내세우는 것은 검증된 수치다. 그것이 "실험을 통해 밝혀진 과학"이라고 말한다. 도대체 과학이 밝혀낼 수 있는 것이 어디까지인가? 왜 다이어트 약 제작자는 "비만을 해결할 수 있는 방법을 찾아냈다"고 하는데, 이를 공중파 주요 뉴스에서는 보도하지 못하는가? 정말로 노력 없이 약 복용만으로 비만을 해결할 수 있다면, 그것이야말로 포털 사이트 검색어 1위는 물론, 노벨상을 받을 만한 업적 아닐까?

노력하지 않고도 체지방을 감소시킬 수 있다고 말하는 모든 이들에게 묻고 싶다.

"정말 그 약이 몸에 해를 끼치지 않고, 건강하고 균형 잡힌 몸을 만들어 준다고 보장할 수 있나요?"

체지방 역시 게으름을 벗어나 열심히 노력해야 없앨 수 있는 것이다. 체형 변화를 간절히 원하는 사람들의 미약한 심신의 틈을 파고들어 이득을 취하려고 하는 집단은 과감하게 걸러져야 한다. 언제까지 당신이 햄버거가 먹고 싶다고 해서, 당신의 아이에게도 햄버거를 먹게 할 것인가? 아이가 비만이라고 걱정하지 말고, 당신부터 바뀌어야 한다. 심신이 약해진 사람들이 늪에서 허우적대는 것을 보고, 이 기회를 틈타 장사꾼들이 다이어트 상품이라는 지푸라기를 던지도록 방치해서는 안 된다. 우리는 누구나 상식을 가지고 있지 않은가. 진실을 왜곡하는 무분별한 정보들이야말로 웃긴데 웃을 수 없게 하는 결과를 만든다.

많은 사람들이 잘못된 방식으로 다이어트를 시도하다가 포기하기를 수십, 수백 번 반복해 왔다. 그러다가 이번엔 제대로 노력하기로 결심했다. 몸을 움직이는 운동을 하겠다고 마음먹은 것이다. 그런데 이 과정은 생각보다 더 혹독할지도 모른다. 나에게 맞는 운동을 선택하기도 어렵고, 선택했다 하더라도 끈기 있게 지속하지 못한다면 한 순간의 몸개그로 끝날 것이다. 더 안 좋은 것은 잘못된 방법으로 운동을 지속한다면 예상보다 더 큰 부정적 결과를 초래할 수 있다는 사실이다.

대중 매체의 웃기지만
슬픈 운동 처방

몇 년 전까지만 해도 텔레비전에서는 국민의 건강을 위해 주로 걷기, 조깅, 등산하기, 자전거 타기, 줄넘기 등의 유산소 운동들을 소개했다. 의사들의 인터뷰와 외국 논문들을 근거로 주 3회 20분 이상 운동할 것을 권장했다. 방법만 다를 뿐 거의 비슷한 효과가 나타나는 운동 방식을 소개했는데, '살을 빼기 위해 규칙적으로 유산소 운동을 실천해야 한다'는 것이 기본 골자였다. 그 이후로 걷기, 등산 등이 대중화되어 사람들이 등산복을 평상복으로 입고 다닐 정도가 되었다. 하지만 건강한 근육 없이 무리하게 조깅이나 등산을 하면, 관절이나 인대에 부상을 입을 수 있다. 먼저 뼈를 보호해 주는 골격근(근육)을 만들어 신진대사의 효율성을 높여 주어야, 살이 찌지 않는 체질이 되며 관절이 보호된다. 운동 종류를 소개하기에 앞서 이러한 점에 대해서도 충분한 설명이 필요하다.

다행히 요즘 미디어들도 근육의 중요성에 대해서 알리기 시작했다.

그렇지만 여전히 어떻게 근육을 만들어야 하는지에 대해서는 의견이 분분하고, 정확성도 결여되어 있다. 이유는 간단하다. 미디어는 어느 누구의 손을 일방적으로 들어줄 수 없기 때문이다. 그렇게 할 경우 소개되지 않은 종류의 운동 산업이 피해를 보기 때문이다.

예를 들어, 인도에서 요가 수련을 받고 온 사람이 있다고 하자. 부푼 꿈을 안고 요가 수련원을 오픈했는데, 생각보다 잘 되지 않는다. 그래서 가장 핫한 이슈인 다이어트를 억지로 끼어 넣었더니, 사람들이 반응을 보이기 시작한다. 이러한 현상에 힘입어 여기저기에서 다이어트 요가원이 생기는 것은 당연할 것이다. 그렇다면 다시 경쟁을 통해 살아남아야 한다. 사람들이 사우나에서 땀 흘리는 것을 좋아한다고 생각하여 핫요가를 만들어 내 다시 경쟁에서 살아남는다. 하지만 진입 장벽이 높지 않아 또 우후죽순 핫요가가 생겨난다. 이번에는 근육의 중요성이 이슈가 되어 파워요가가 탄생한다. 이런 식으로 요가 본연의 목적인 수련의 개념은 퇴색된다.

요가를 예로 들었지만, 다른 운동 분야들도 마찬가지다. 운동의 본목적보다는 순간순간 유행을 따르는 현상들만 나타났다 사라지는 것이다.

운동에 대해 잘 모르는 사람들은 어떤 운동을 해야 근육이 생기고, 그 근육이 관절을 어떻게 보호하는지 모른다. 단순히 '살을 빼야 관절의 부담을 줄이고 대사증후군과 같은 질병을 예방할 수 있다'는 정도만 안다. 당연히 과장 광고나 허위 광고라고 하더라도 믿을 수밖에 없고, 정확하지 않은 정보에 속아 여기저기 끌려 다닌다. 그러다 보니,

운동을 선택하는 과정에서 고민이 많고 마음도 자주 바뀐다. 그리고 공신력이 있다고 믿는 미디어에서 소개하는 운동법에 눈과 귀를 집중하게 된다. 하지만 앞에서 언급했듯이 미디어는 나에게 맞는 올바른 운동법을 알려줄 수 없다.

정보의 홍수 속에서 자신에게 맞는 것을 찾아내는 것은 당신의 몫이다. 그런데도 분명한 사실 한 가지는 근력을 만들기 위해서는 '진짜 근력 운동'을 선택해야 한다는 것이다.

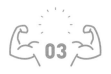

실용성과는 거리가 먼
학교 체육의 한계

"왜 학교 체육 시간에 근육을 기르는 교육은 하지 않는 걸까요?"

퍼스널 트레이닝PT, Personal Training을 통해 근력 운동을 접해 보고, 그 효과에 놀란 많은 회원님들이 이구동성으로 묻는 말이다. 나도 궁금하다. 왜 가르치지 않는 걸까?

학교 체육 시간을 되돌아본다. 나에게는 즐거운 시간이었다. 잘하는 걸 할 수 있었기 때문이다. 대부분의 체육 선생님들은 공놀이를 하게 해 주었다. 체육 시간이 곧 공놀이 시간이었다. 내가 다녔던 학교는 운동장이 협소하여 주로 농구를 했다. 누가 가르쳐 주지는 않았지만, 방과 후 대부분의 시간을 농구에 할애했던 나는 그야말로 에이스 대접을 받았다. 내가 잘할 수 있는 것에 환호를 해 주는 사람이 많았기 때문에 체육 시간이 좋을 수밖에 없었다.

나는 마지막 학력고사 세대다. 340점 만점 중에 체력장 점수가 20점 포함되어 있었다. 그런데 이 20점 만점을 못 받는 학생들이 있었다.

그래서 잘하는 사람이 그 종목을 대신 치러 주기도 했다. 나는 공 던지기를 한 열 번쯤 했던 것으로 기억한다. 그 후 입시가 수학능력시험으로 바뀌고, 그나마 있던 체육 평가인 체력장이 없어졌다. 사실 극소수를 제외하고 전부 만점을 받는 체력장이 무슨 의미가 있겠는가. 그래서인지 체육 시간은 더욱 무의미해졌다. 체육 대학에 진학할 학생들만이 학원에서 힘들고 재미없는 입시 운동을 배울 뿐이다.

한편, 체육 선생님을 뽑는 임용고시를 보면 선생님들이 앞으로 무엇을 가르칠지 알 수 있다. 세상은 매우 빠르게 변하고 있는데, 고시는 古(옛 고)시인 것 같다. 학생들에게 별다른 도움이 될 것 같지 않은 실기, 필기 과목들로 장차 학교 체육 선생님이 될 사람들의 당락을 결정한다. 임용 고시의 실기 종목은 육상, 체조, 구기, 무용 등이다. 이 종목들은 밑바닥에 기초 근력이 깔려 있지 않으면 접근하기 힘들다. 그렇다면, 선생님도 학생들의 기초 근력을 키워줄 수 있는 능력을 갖추어야 하지 않을까? 기초 근육(저자가 만든 용어, =근육베이스)이 없는 학생들이 그와 같은 실기 종목들을 잘하기는 힘들다. 못하면 당연히 재미가 없다. 학생들이 재미없어 하면 선생님들은 가르치기가 어렵다. 공을 던져 주는 것이 오히려 학생들의 수업 만족도를 높일지도 모른다.

그나마 체육 대학에 가 보면, 꽤 다양한 운동 종목들을 경험할 수 있다. 그런데 요즘 체육 대학들은 실기 능력보다는 학교 성적을 좀 더 반영하는 추세다. 실기는 대학에서 가르치면 되지만, 학습 능력은 가르치기가 쉽지 않다는 것이 그 이유다. 그래서 학과보다는 소위 '좋은 대학'에 목표를 두고 운동을 못하는 학생들이 체육 대학에 진학하는 경우가 비일비재하다. 그러니 체육 전공자임에도 불구하고 운동 능력이 떨어진다. 운동을 잘 못하고 운동에 흥미가 없는 학생들은 졸업만이 목표가 된다. 따라서 졸업과 동시에 전공에 맞는 취업을 포기하게 되는 경우가 다반사다. 특히 체육 전공자들은 사람들과의 관계나 의리를 중시하는 외향적 성향 때문에 세일즈 분야로 취업이 잘된다고 한다. 전공자로서 참 씁쓸한 일이다.

체육 전공자들이 사회에 나와 전공을 포기하는 경우가 많은 이유는 간단하다. 미래가 보이질 않는다. 또한 대학교에서 배우는 것만으로는 프로 정신을 갖기 힘들다. 오히려 전공을 하지 않았지만 현장 경험이 많은 비전공자에게 자리를 빼앗기기도 한다. 그만큼 진입 장벽이 낮아서 자격을 충분히 갖추지 못해도 누구나 체육 관련 지도자로 종사할 수 있다. 이 피해는 고스란히 소비자들이 당할 수밖에 없다. 상황이 이렇다 보니, 당신이 어렵게 운동을 결심한다고 해도 사실상 전문적인 훈련을 받기는 힘든 상황인 것이다.

현재 체육 대학 교육에서는 실용적이지 못한 것들을 배운다. 졸업과 동시에 머릿속에서 지워질 내용이 대부분이다. 현장과 이론이 다름에도 불구하고, 교수들의 권위는 높기만 하다. 그러한 상황 속에서 일부 무능한 교수들의 자리는 보존되어 왔고, 교수들을 평가하는 논문 역시 그들만의 세상 속 기준대로 짜 맞추기에 급급하다. 외국 논문을 번역해서 그대로 쓰기 바쁘니, 당연히 제대로 된 운동 이론이 나올리 없다. 실제 현장과는 무관한 이론들이 다반사이고, 이론과 현장의 괴리감은 갈수록 커진다. 이론과 현장이 다르다 보니, 체육 대학 졸업생들을 대하는 현장 경영자들도 당황스럽다. 이렇다 보니 좋은 운동 전문가를 찾기 힘든 것이다. 더 개탄스러운 현실은 운동 전문가가 있어야 할 자리를 운동 경험이 없는 의사들이 대신하고 있다는 것이다.

이것은 명백한 탁상행정의 문제다. 세상이 변하는데, 체육 교육은 변하지 않고 있다. 자신의 몸을 지킬 수 있는 최소한의 운동 지식도 없이 바로 사회로 나가다 보니, 몸이 병들고 무너져도 무작정 의사에게 의존할 수밖에 없다. 병에 걸리지 않을 힘을 스스로 만들 수 있어야 한다. 그것이 체육 교육이다. 체육은 예방 의학이고 재활 의학이다. '몸을 기르는 것'이 體育(체육)이기 때문이다. 학교 체육이 바뀌지 않는 한, 앞으로도 제대로 된 예방 의학과 재활 의학은 없을 것이다.

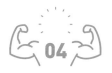

이론과 현실 사이에 존재하는 명백한 차이

시중에는 여러 가지 수치를 인용하여 쓴 체육 관련 도서들이 많다. 읽을 때마다 느끼지만, 그 내용은 현장에서 얻을 수 있는 결과와 매우 다르다. 그리고 머릿속에 담아두기엔 너무 어렵다. 나는 대부분의 체육 관련 도서들이 인용하는 논문을 믿을 수 없다. 그 논문들이 결과를 도출해 내는 과정과 실험 환경, 실험 참가자의 적합성 등에서 모두 한계가 보인다. 현실적으로도 기업이 후원해 주지 않는 이상, 제대로 된 환경을 갖추고 의미 있는 실험 결과를 내는 것은 쉽지 않다. 체육학 석·박사 중 제대로 된 실험 환경, 실험 참가자를 구축할 수 있을 정도로 재력이 있는 경우는 드물다. 그리고 무엇보다 이론과 현장은 다르다. 돈을 받고 실험에 참가하는 실험 참가자들과 돈을 내고 운동을 배우는 회원들은 운동에 임하는 정신 자세부터가 다를 것이다.

그 예로, '부분 비만은 해결할 수 없다'는 내용의 논문을 들어 보자. 실험 참가자는 테니스 선수이다. 이미 운동에 대한 관성을 가지고 있는 사람인데, 과연 운동 초보자들과 같을까? 다른 논문의 실험 환경에도 문제가 있다. 한쪽 다리만 운동시킨다거나, 식이 조절을 하지 않고 근력 운동으로만 결과를 내리려고 한다. 게다가 논문 전체에 전문가가 아니면 이해하기 힘든 생리학 용어를 쓴다. 결국 부분적으로 살을 빼는 것이 불가능하다는 결과를 도출한다. 그러자 '아직까지는 부분 비만을 잡을 수 있는 방법이 이 세상에 없다'는 것으로 모든 포털사이트의 지식 검색이 결맹한다.

그래서 제대로 된 이론은 현장에서 나와야 한다. 이를 위해서는 학교와 현장이 서로 협력하는 산학 협동을 이뤄야 한다. 그렇게 하면, 한쪽에 치우치지 않고 이론과 현장이 어우러진 더욱 실질적인 결론을 낼 수 있다.

실제로 나는 하체가 두꺼워 고민하는 회원의 하체 두께를 두 치수 이상 줄여 봤고, 팔뚝 살이 고민인 회원을 위해 프로그램에 팔 운동을 집중적으로 배치해 효과를 본 적도 많다. 회원들의 콤플렉스를 먼저 해소해 주어야 운동에 대한 동기를 지속할 수 있기 때문이다.

'기초 대사량'이라는 이슈도 마찬가지다. 기초 대사량이란 종일 아무것도 하지 않아도 내 몸의 구성 성분이 소비하는 대사를 말한다. 즉 소화할 때 쓰이는 소화 대사량과 움직일 때 쓰이는 활동 대사량을 제외한 것이 기초 대사량이다. 그런데 근육을 만드는 상황에서는 머리가 복잡해진다. 근육이 생겨나면 기초 대사량이 높아지는 건지, 아니면 활동 대사량이 증가하기 때문에 기초 대사량이 낮아지는 건지, 도대체 알 수가 없다. 다시 말해, 근력 운동을 통해 기초 대사량을 늘릴 수 있는지, 아니면 운동성 활동 대사량을 늘려 기초 대사량을 낮춰야 하는 것인지, 아직도 연구 결과들이 답을 찾지 못하고 있다.

이와 같이 근육의 중요성에도 불구하고, 근육이 가지고 있는 능력에 대해 과소평가하거나 근육에 대해 정확한 정보를 가지고 있지 않은 결과물이 수두룩하다. 무엇보다 용어 자체가 너무 어렵다. 그래서 보기 싫고, 읽기 싫다.

어떤 사람이 간절히 원하는 것을 누군가가 이루어 주었다면, 이론적으로는 그러한 결과물이 나올 수 없다 하더라도 실제로는 가능한 일이다. 현장에서 그러한 결과가 계속해서 나오고 있기 때문이다. 물론 체육학자들의 노력 역시 폄하되어서는 안 된다. 하지만 현장은 좀 더 실질적인 결과를 낼 수 있다. 논문 실험 참가자들과 달리 회원들은 자신의 몸을 바꾸기 위해 비용을 지불했고, 간절히 결과를 원한다. 그러한 정신적인 자세와 힘은 수치화하기 힘들며, 예상치 못한 결과를 이끌어 낸다.

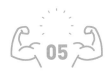

운동 경험이 없는 의사들의
처방을 왜 믿어야 할까?

'병은 의사에게, 약은 약사에게, 운동은 운동 전문가에게!'

다소 약하긴 하지만 정말 하고 싶은 말이다. 그런데 의사들이 운동을 처방한다. 소비자들도 의사를 더 신뢰한다. 어쩌면 당연하다. 의사들은 힘든 임상 수련 과정을 통해 얻은 많은 결과물을 가지고 있다. 그러니 만나기 힘든 운동 전문가를 찾는 것보다 가까이에 있는 의사를 믿는 것이 더 편할 것이다.

나는 운동을 오래 해 왔고, 오래 가르쳐 왔다. 그에 따른 임상 결과도 충분하다. 하지만 자칭 '바디 스컬터(Body Scultor, 살아 숨 쉬는 몸을 조각해 주는 사람)'일 뿐이다. 의사와 같은 권한이 내게는 없다. 회원들이 나를 믿어 주어야 몸을 조각해 줄 기회를 갖는다.

나의 회원들은 대부분 몸의 한 곳 이상이 고장 나서 온다. 그렇지 않으면 비용을 감당할 동기를 갖기가 어렵다. 퍼스널 트레이닝은 사람들에게 흔히 '헬스Health'라는 이름의 운동으로 알려져 있다. 비용이 저

렴하지 않을 뿐 아니라, 의료 보험도 적용되지 않는다. 그렇다 보니, 병원해서 해결해 주지 못하는 상황에 놓여 있는 회원들이 나를 찾는다. 이 병원, 저 병원을 전전하다가, 반신반의한 상태로 찾아오는 것이다.

나는 이러한 사람들이 겪는 어려운 문제를 많이 해결해 주었다. 어떻게 가능했을까? 이유는 간단하다. 근본 원인을 제거하는 것이 당장의 통증을 제거하는 것보다 중요하다는 것을 알기 때문이다. 좋은 결과가 거듭될수록 자신감이 생겼고, 이제는 회원들이 아프게 된 원인을 찾아 제거하는 방법에 꽤 체계가 잡혔다.

체형 교정을 목표로 운동하는 사람을 예로 들어 보겠다. 잘못된 체형으로 인해 약해진 몸을 바로잡아 주는 과정에서 통증이 수반될 수 있다. 대신 약한 부분을 강하게 만들고, 몸을 바로 잡으면 된다. 그런데 그 과정에서 생기는 통증을 못 견디고 병원을 찾는 회원들이 있다. 의사의 처방은 '운동을 쉬라'는 조언이 대부분이다. 회원의 입장에서도 통증이 생기면 더럭 겁부터 난다. 하지만 잘못된 행동 습관으로 만들어진 기형적 체형을 정상적으로 돌리려면 감당해야 하는 부분이기도 하다. 그런데도 당장 아픔을 느끼는 상황에서 이를 설명하고 설득하기는 쉽지 않다.

통증이 있어 병원에 방문하면, 대부분의 의사는 통증의 원인을 찾기 보다는 당장의 통증을 제거하는 데 초점을 맞춘다. 물론 현실적으로 수많은 환자들을 모두 집중적으로 진료하기는 힘들다. 환자 한 명을 진료하는 시간이 평균 2~3분 정도라고 한다. 그 시간에 원인까지 찾아내기는 당연히 어렵다. 하지만 그렇다 하더라도 무조건 운동부터 쉬라고 조언하는 것은 문제가 있다. 매우 어렵게 운동을 결심한 환자에게 운동을 쉴 수 있는 구실을 주는 것이기 때문이다. 이 환자가 운동을 미루게 됨으로써 놓치게 될, 건강에 대한 기회비용은 어떡할 것인가? 구더기가 무서워도 장은 담가야 하지 않겠는가.

무턱대고 운동부터 쉬라고 하는 의사들은 나의 적이다. 사람들이 운동을 결심하기가 얼마나 어려운가. 시작했더라도 꾸준함을 유지하게 하는 것은 또 다른 설득이 필요하다. 물론 당장의 통증을 다스려 주는 것 역시 중요하다. 하지만 무조건 근육 이완제나 염증 치료제를 처방하고 운동부터 쉬게 하는 것은 아픔의 원인을 찾아내려는 나의 노력을 물거품으로 만든다.

사실 내 주위에 있는 사람들만 봐도 몸에 문제 한두 가지 정도는 다 가지고 있다. 방치하면 큰 문제가 되리라는 것도 예측할 수 있다. 사람의 몸을 만들어 주는 일을 오래 하다 보니, 체형과 움직임만 보고도 문제점을 파악할 수 있다. 생활 습관을 인터뷰해 보면, 더욱 자세히 문제의 원인을 알 수 있다. 이렇게 오랜 대화와 관찰로 원인을 찾아낸 후 체형 교정과 운동 처방을 해야 한다. 이를 위해서는 비용을 들여서라도 전문가의 집중 케어가 필요하다.

이런 상상을 해 본다. 일정한 자격 요건을 갖춘(물론, 자격 강화가 필요하다) 운동 전문가에게 몸을 맡기면 의료 보험 혜택을 적용해 주는 것이다. 통증의 원인을 찾아내 제거하기 때문에 재발의 위험성도 줄고, 운동을 통해 회복하는 것이기 때문에 그 과정 속에서 스스로 몸 관리를 할 수 있는 능력도 갖게 된다. 노후에 필연적으로 오는 노화를 상당 부분 스스로 돌볼 수 있게 된다. 장기적으로 국가는 의료 보험료 지출을 줄일 수 있다. 즉, 국민들의 비만률이 낮아질 것이며, 일할 수 있는 나이가 높아져 국가 경제에도 도움이 될 것이다.

웃기는 소리로 들릴지 모른다. 하지만 운동을 전공하지 않은 의사들이 운동 처방을 하는 것도 바람직하지 않다. 적어도 의사와 운동 전문가가 협업할 수 있는 환경이라도 만들어진다면, 그것이야말로 고등한 변화가 될 것이다. 소비자들은 점점 더 영리해지고 있다. 수술하라고 권해도 무작정 수술 받지 않는다. 수술로 인한 문제점들이 꽤 널리 알려져 있기 때문이다. 수술을 권유 받았다면, 반드시 운동 전문가를 찾아가 상의해 보길 권한다. 수술을 통해 통증이 사라진다 하더라도 통증의 원인이 제거된 것은 아니며, 수술과 재활의 과정 속에서 잃어버릴 소중한 근육과 면역력은 앞으로 더 큰 건강상의 문제를 낳게 된다.

당신이 오로지 칼로리
소비에만 집중한다면

피트니스 센터에서 러닝머신(트레드밀)이나 사이클을 탈 때 그 운동량은 칼로리 소모를 기준으로 한다. 운동 광고에 표기된 '칼로리 소비 결과'가 소비자에게 그 운동을 선택할 설득력을 주기도 한다. 일상에서 칼로리는 비만자가 되지 않기 위해 염두에 두어야 할 중요한 이슈이다. 하지만 우리가 간과하는 것이 있다. 칼로리 소비를 하는 것은 좋지만, 짧은 시간에 너무 과다한 에너지를 소비할 경우 몸은 다시 에너지를 얻기 위해 식욕을 일으킨다는 것이다.

혼히 식욕이 높아졌을 때 참으면 된다고 생각한다. 하지만 꼭 참아야 할 동기가 있지 않는 한 참기가 쉽지 않다. 대부분의 사람이 다이어트를 결심하지만, 막상 식욕 앞에서 무너진다. '운동을 해서 칼로리 소비를 많이 했으니, 좀 먹어도 되겠지' 하는 자기합리화까지 보태져 과식이나 폭식을 유발할 수 있다. 더군다나 단시간에 많은 에너지를 소비한 상태에서는 인내심이 약해지는 경우가 많다. 그렇기 때문에 순간적으로 칼로리 소비를 많이 하는 운동은 오히려 다이어트에 적이 될 수 있다.

대부분의 칼로리 소비 운동은 GX(Group Exercise, 그룹 운동)일 가능성이 높다. 그래서 다른 회원들과 친해지게 된다. 혹은 친한 사람들과 함께 시작하는 경우가 많아, 운동이 끝나면 엄청난 유혹이 기다린다. 오전 GX는 점심 식사와 티타임이, 오후 GX는 저녁 식사와 술자리가 늘 함께한다. 마음을 독하게 먹고 홀로 그 유혹을 뿌리친다 하더라도, 가정으로 돌아가면 또 다른 유혹이 시작된다. 이유는 에너지가 감소된 몸이 또 다른 에너지를 갈구할 수밖에 없는 항상성 때문이다. 그 기저에는 '공복 호르몬Hunger Hormone'이라고 불리는 그렐린Ghrelin이 작용하므로, 이는 우리 몸의 기본적인 대사 과정이라고 볼 수 있다. 즉, 인내심이 없어서 비만이 되는 것이 아니라, 호르몬 때문이라고 생각하면 이해하기 쉽다.

칼로리 소비 운동을 하면서 지독하게 식이 요법을 병행한다면, 당연히 체중은 줄어들 것이다. 하지만 그렇다고 해서 다이어트 성공이라고 생각하면 오산이다. 대부분의 유산소성 칼로리 소비 운동이 체지방은 물론이고 근육도 줄어들게 하기 때문에, 일상생활에서 힘에 부칠 가능성이 높아진다. 끊임없이 항상성에 의한 식욕과의 전쟁을 치러야 하며, 어느 순간 무너지기라도 하면 다이어트 전보다 더 커진 몸을 감내해야 한다.

어떤 운동이 좋고, 어떤 운동은 나쁘다고 말하려는 것이 아니다. 그 운동이 단지 재미를 위한 것이고, 사람들과 교제하기 위한 것이라면 안 하는 것보다 하는 것이 정신 건강에 좋다. 하지만 살을 빼기 위한, 신체 건강을 위한 것이라면 더욱 구체적인 계획이 필요하다. 그 해답이 근력 운동이다. 어떤 운동을 하더라도 근력 운동이 병행되어야 한다. 체중이 빠지는 과정에서 발생하는 근육 손실을 최소화하고, 근육의 질을 높여야 한다. 그 과정을 통해 이상적인 몸을 갖게 된다면, 그것이 진정한 다이어트 성공이고 건강에 대한 걱정으로부터 해방되는 방법이다.

근력 운동에 대한
다양한 오해

"웨이트 트레이닝(Weight Training)처럼 힘든 운동은 싫어요"

이렇게 말하는 사람들은 대부분 근력 운동을 제대로 배워 보지 않은 사람들이다. 웨이트 트레이닝은 말 그대로 '무게Weight를 가지고 훈련Training하여 근력을 만드는 운동'이다. '무게'라는 말 자체가 힘들다는 생각이 들게 한다. 그 자체도 쇳덩이로 되어 있다 보니, 보기만 해도 멀어지고 싶은 것이다. 하지만 좋은 트레이너에게 제대로 된 트레이닝을 받는다면 근력 운동만큼 쉽고 편한 운동은 없다.

근력 운동은 우선 많은 심박수를 필요로 하지 않는다. 자신의 평소 심박수를 알고 있는가? 모르고 있다면 엄지손가락의 바깥 선을 따라 내려가 손목 옆 살짝 튀어나와 있는 부분에 손끝을 대고, 뛰고 있는 심박을 잡아 보라. 바로 '요골동맥'이다. 정상이라면 안정된 상태에서 분당 60~80회 정도 뛴다. 이 심박수는 근력 운동을 할 때 100~110회를 넘지 않는다. 하지만 대부분의 유산소성 칼로리 소비 운동은 많은 산소를 필요로 하기 때문에 120회를 훌쩍 넘겨 200회까지 가는 경우가 많다. 이때 심장은 갑자기 너무 많은 일을 수행하게 된다. 평소에 그러한 상황을 자주 겪어보지 않은 심장이라면, 너무 힘에 부쳐 산소 부채(운동 중에 산소가 부족하게 되는 현상)가 일어날 것이다. 가끔 이런 방식으로 회원의 체중을 줄이려고 하는 무지한 트레이너들도 있다.

근력 운동은 순간적으로 힘을 쓰는 운동이다. 초급자의 경우 1세트를 할 때 약 20초 미만으로 실시한 후 1분 이상 휴식을 취하는 것이 좋다. 그러면 근력 운동에 대한 부담이 크게 느껴지지 않는다. 힘들어도 곧 꿀맛 같은 휴식이 기다리고 있기 때문이다. 또한 정확한 근육 자극이 목적이므로 다음 날부터 자극받은 부위에 근육통이 발생한다. 하지만 이것은 근육이 성장하고 있다는 뜻이다. 이 점을 이해하면, 오히려 통증이 없을 때 서운한 마음까지 들게 된다.

"몸이 굵어지는 것이 싫어서 근력 운동을 안 해요"

근육 운동을 하면 근육이 커져서 옷이 작아질까 봐 걱정하는 사람이 있다. 불필요한 고민이다. 이런 고민을 하고 있는 사람은 대부분 몸에 근육베이스가 없다. 근력 운동을 싫어하기 때문이다. 그렇다면 그의 몸은 온통 체지방으로 구성되어 있다는 뜻이다. 체지방은 근육에 비해 부피가 크다는 말이 있지만, 실상은 근육과 그리 차이가 나지 않는다. 하지만 근력 운동을 통해 필요한 부위에 근육을 만들어 주면 그 부위의 체지방이 빠질 확률이 높아지며, 생겨난 근육은 그 주변으로 체지방이 접근하지 못하도록 움직일 가능성이 높다. 즉 전체 체중은 줄지 않더라도 몸의 라인이 살아난다.

체지방의 입장에서 들여다보자. 잉여 음식물이 넘치게 들어오는데 운동량이 부족하다. 운동량으로 소모되지 못한, 남은 음식물들이 결국 체지방이 된다. 이 녀석들이 몸 어딘가에 붙으려 한다. 당연히 자주 움직이지 않는 부위를 공략한다. 대부분 배나 엉덩이 주변일 것이고, 팔이나 윗등이 될 수도 있다. 체지방은 그 부위를 집중적으로 노릴 것이다. 배나 엉덩이, 하체나 허리 등에 이미 체지방이 포화되어 있다면, 팔뚝 살을 공략할 수도 있다. 더 이상 공략할 부위가 없다면 손가락 발가락에 붙는다. 손가락과 발가락에 살이 찔 정도라면, 고도 비만자가 된 것이다.

근력 운동을 많이 하고 식이 조절을 하지 않는 사람을 가리켜 '건강한 돼지'라고 표현하기도 한다. 사실 근력 운동을 하는데도 체중이 느는 사람들은 유산소 운동을 병행하지 않으면서 많은 칼로리를 섭취하는 경우가 많다. 하지만 그래도 이들을 건강하다고 표현하는 이유는 근육베이스를 갖추고 있기 때문이다. 즉 칼로리 섭취만 줄이면, 언제든지 멋있고 아름다운 몸을 만들 수 있다. 그래도 건강한 돼지가 되지 않기 위해서는 근력 운동과 식이 조절을 병행해야 한다. 체중이 빠지더라도 근력의 힘이 붙어 있으면 건강할 뿐 아니라, 몸의 라인이 살아난다. 근육이 붙을 정도로 지속적으로 자극을 주면서 움직이는 부위에는 체지방이 붙기 싫어한다. 즉 굵어지지 않는다는 말이다. 만약 굵어졌다면 그것은 평소보다 많은 양의 칼로리를 섭취했기 때문이다.

당신의 운동은 몸개그였다

"팔뚝 살을 뺐으면 좋겠는데, 방법이 없어요"

포털 사이트를 검색해 보면, 부분 비만은 해결할 방법이 없다는 연구 결과들이 많다. 하지만 나는 이런 논문이나 자료를 믿지 않는다. 앞에서도 언급했듯이, 그러한 연구 결과가 나온 이유는 피험자나 연구 실행 환경이 적절치 못했기 때문이라고 생각한다. 게다가 나는 임상 경험을 통해 부분 비만의 문제점들을 수없이 해결해 왔다.

그 예로, 상체에 비해 하체가 굵어서 고민인 회원을 들어 보겠다. 하체 운동을 힘들게 시켜 탈진Burn-out된 날에는 특별히 칼로리 섭취를 줄이게 하였다. 약 5주 정도 반복했더니 눈에 띄는 결과물이 나왔다. 바지가 헐렁해지고 라인이 살아났다. 여기서 중요한 것은 운동 방법과 그날만큼은 절식할 수 있는 회원의 인내심이다.

물론 다른 부위도 마찬가지다. 팔뚝 살을 빼려면 삼두근 운동을 통해 근육을 탈진시킨 후 절식을 해 주면 된다. 하지만 팔뚝의 삼두근을 탈진시키려면 협동근이나 길항근(한 근육이 하는 작용에 대하여 그와 반대되는 작용을 하는 근육)이 있어야 하는데, 어떤 한 부위에만 근육을 만들어 주는 것은 신체 균형적 측면에서 좋지 못하다. 결국, 전반적인 근력 운동을 잘할 수 있어야 부분적인 문제점을 해결할 수 있다.

"땀을 왕창 흘려야 운동한 것 같아요"

땀을 많이 흘려야 개운하다고 말하는 사람이 의외로 많다. 그만큼 평소에 땀을 흘릴 상황이 많지 않은 것이다. 하지만 땀을 흘리면 몸의 수분이 빠져나가므로 어차피 물을 마셔 다시 보충해 주어야 한다. 항상성 때문이다. 몸에서 수분과 염분이 차지하는 비율은 자율적으로 일정하게 유지된다. '삼투압 현상'이라고 보면 된다. 실제로도 땀을 많이 흘리면 그만큼의 목마름을 느낀다.

앞에서도 언급했지만 유산소 운동을 끝낸 후 사우나에서 땀을 더 빼는 사람들이 있다. 이는 잘못하면 탈수 증상Dehydration으로 인해 피가 끈적해져 생명이 위험해질 수 있다. 운동을 통해 흘리는 땀은 몸에 독이 되는 노폐물을 끌고 나오지만, 인위적으로 더운 사우나에서 지나치게 땀을 빼는 것은 몸에 필요한 성분과 수분을 축내는 행위이다. 당연히 그 결과의 차이가 크다.

운동의 목적에 따라 다를 수 있지만, 땀을 많이 흘린다고 무조건 좋은 것은 아니다. 운동을 통해 땀을 흘리는 것은 좋지만, 땀을 흘릴 만큼 격렬한 운동을 한 것이기 때문에 식욕이 증가하는 것을 막기 힘들다. 그리고 땀을 흘리는 운동 대부분이 강한 동작으로 이루어진다. 올바르게 하지 않으면 관절의 문제를 야기할 수 있다. 따라서 격렬한 동작일수록 근육을 붙여주는 운동을 선행해야 한다.

근력 운동은 땀이 많이 날 정도로 강도가 센 운동은 아니다. 물론 선수나 트레이너들은 땀이 많이 날 정도로 강한 트레이닝을 하기도 한다. 하지만 초보자에게 많은 땀이 분비되도록 하는 트레이닝은 잘못된 것이다. 근육 생성이 목표이므로 근육 자극에 집중해야 한다. 그래도 땀을 흘리고 싶다면, 근력 운동 전이나 후에 유산소 운동을 병행해주면 된다.

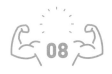

근육의 힘을
저평가하지 마라

다이어트는 원래 살이 찌지 않도록 먹는 것을 제한하는 행위를 일컫는 말이었다. 그러나 지금은 원하는 체중을 만들기 위한, 식이와 운동을 포함한 모든 행위를 일컫는 고유명사가 되었다. 이 책에서도 다이어트는 후자의 의미로 다룰 것이다.

사람들이 다이어트를 결심할 때 가장 먼저 염두에 두는 것은 단연 자신의 체중이다. 언제부터인지는 모르겠지만, 대부분의 사람은 그다지 중요하지도 않은 체중에 연연하기 시작했다. 자신이 목표로 하는 체중에 도달하면 그것이 다이어트의 성공을 의미하는 것이고, 자신이 입고자 하는 옷을 입을 수 있으면 만족한다. 심지어 몸이 늘어지고 살이 터도 옷 안으로 몸을 구겨 넣을 수만 있으면 된다고 생각하기도 한다. 근육량이 줄거나, 근육의 질이 떨어지는 것에는 상대적으로 관심이 없다. 마른 사람들 역시 살을 찌우는 것이 목표이기에 억지로 체중만 불려 놓으면 그만이다. 배만 볼록하게 나와 E. T(영화 '이티, The

Extra-Terrestrial, E.T., 1982'의 등장인물) 같은 체형이 되어도 상관없다.

언제부터 다이어트가 이 모양이 되었을까? 모든 게 몸을 만드는 방법을 모르는 무지(無知)에서 비롯된 것이다. 대부분의 사람은 자신이 동경하고 부러워하는 몸을 본인도 만들 수 있다는 생각을 하지 못한다. 일단 한 번도 그런 몸을 가져 본 적이 없는 데다, 만드는 방법도 모르기 때문이다.

지금껏 나를 거쳐 간 대부분의 회원에게 본인이 꿈꾸던 몸을 만들어 주었다. 나머지 회원들도 상당한 셀프 트레이닝 실력을 키워 나갔기 때문에 최소한 스스로 몸을 관리할 수 있는 수준은 된다. 대부분 처음에는 자신이 마음속으로 꿈꾸는 그런 몸이 되고 싶다고 직접적으로 말하지 않는다. 현재 가진 질병이나 부상에 대한 재활이 우선이고, 그렇지 않은 경우 건강과 체중에 대한 이야기만 할 뿐이다. 나는 그런 이야기를 듣는 척만 한다. 어차피 몸은 내가 만들어 주는 것이기 때문이다. 그다음 설득한다. 지금 상상하는 것보다 훨씬 멋진 몸이 될 수 있다고. 처음에는 믿지 않던 회원들도 몸이 좋아지는 과정을 겪으며 동기를 얻기 시작한다. 그리고 결국 해낸다. 꿈꾸던 몸을 만드는 일이 생각보다 어렵지 않다는 것을 깨달은 것이다.

당신은 병에 걸렸을 때, 그 이유를 운동 부족 내지는 근육 부족으로 생각해 본 적이 있는가? 우리 대부분은 병에 걸렸을 때 그 질병의 원인에는 관심이 없다. 단지 그 병에 걸렸다는 결과만 중요할 뿐이다. 병원에서 시키는 대로 시술 받고, 수술 받고, 약 잘 먹고, 잘 쉬면 곧 회복할 수 있다고 믿기 때문이다. 하지만 병의 원인은 끈질기게 우리를 따라다니며 반복되는 증상을 유발한다. 합병증을 일으키기도 한다. 이 경우 노화는 거스를 수 없는 인과 관계다.

예를 들어, 초기 당뇨가 생겼다고 가정해 보자. 당이 소변으로 나올 정도로 차고 넘쳤기 때문에 생긴 병이다. 과정을 보면 과다한 탄수화물을 섭취해서 포도당이 생긴다. 대사 과정을 통해 분해를 거듭하다 결국 혈관을 청소하는 인슐린의 파업으로 더 이상 분해되지 않고 여기저기 쌓인다. 그러다가 몸 밖으로 밀려 나올 정도가 된다. 이때 결과만 생각한다면, 병원에 가서 약을 처방 받고 당뇨에 좋은 식이 요법을 실천할 것이다. 물론 당뇨의 원인을 과다한 당 섭취로 생각할 수도 있다. 하지만 근본적이고 실질적인 원인이 무엇인지 생각해 봐야 한다.

우리 몸의 40%를 차지하는 허벅지 근육은 가장 많은 포도당을 사용한다. 당 대사 능력이 뛰어나기 때문이다. 이 허벅지 근육만 제대로 만들었어도 당뇨는 쉽게 발생하지 않는다. 또한 허벅지 근육이 소실되어 대사를 해 주지 못하기 때문에 분해되지 않은 포도당이 대부분 뱃살로 붙는다. 고혈압도 마찬가지다. 충분한 하체 근육을 가지고 있다면 하체로 몰려 사용되었을 혈액이 상체로 몰려 생긴 병이다. 고지혈증이나 뇌졸중도 마찬가지다. 그뿐인가. 각종 경색증과 경화증도 결국 근육이 부족해 순환이 되지 않은 데에 원인이 있다.

물리적인 부상도 예외는 아니다. 허벅지 근육이 없으면 무릎을 보호할 수 없고, 종아리 근육이 없으면 발목을 보호할 수 없다. 가슴 근육이 없으면 라운드숄더(어깨가 안쪽으로 굽어져 라운드형이 되면서 윗등이 굽는 현상)가 될 수 있고, 라운드숄더는 디스크가 돌출되게 한다. 디스크는 무릎 통증을 야기하며, 무릎 통증이 발목을 약하게 만들 수도 있다. 우리 몸은 하나로 연결되어 있기 때문이다. 모든 혈관 계통이나 뼈와 관련된 질환들은 근육의 퇴화와 소실이 원인이며, 근육의 양과 질의 저하로 인해 발생한다.

당신에게 찾아오는 모든 질병, 심지어 감기조차도 근육이 없기 때문에 생길 수 있다. 근육이 곧 면역이고 건강이다. 당신이 병에 걸렸을 때, 부상을 당했을 때, 그 결과만을 생각해서는 안 된다. 반드시 원인을 찾아 제거해야 한다. 그 원인은 대부분 운동 부족, 즉 근육 부족에서 기인한다. 그런데도 근육의 중요성은 너무나 저평가되어 있다. 그것은 사람들이 근육을 만드는 방법을 잘 모르기 때문이며, 근육을 만드는 것이 그리 어렵지 않다는 것을 아무도 가르쳐 주지 않은 까닭이다.

다이어트에 매번
실패할 수밖에 없는 이유

누구나 살아가면서 한 번 이상은 다이어트를 시도한다. 보통 살을 빼는 것이 목적이지만, 살을 찌우고 싶은 사람도 더러 있다.

다이어트 성공 확률을 수치화한 통계들을 보면, 평균 5% 정도 성공하는 것으로 보고한다. 단순히 원하는 체중이 되었을 때를 성공이라고 한다면 성공 확률은 더욱 올라갈 수도 있다. 그런데 이 성공은 다분히 개인적인 주관에 따라 달라진다. 성공했다고 말한 사람들을 추적 조사해 보면 요요 현상이 생겼을 수도 있고, 원하는 체중이 되었지만 몸에 문제가 생겨 유지할 수 없는 경우도 있을 것이다.

당신이 말하는 다이어트의 성공은 단순히 체중 감량인가? 그렇다면, 유행하는 식이 요법이나 여러 가지 다이어트 프로그램으로도 충분히 성공할 수 있다. 하지만 진짜 다이어트란 건강과 외모의 변화를 수반해야 한다. 무엇보다 성공 이후에도 이 모든 것을 유지하는 습관이 길러져야 한다. 그러나 위의 방법으로는 어림도 없다. 어느 누구도 일시적인 효과 후에 다시 망가지는 몸을 만들기 위해 다이어트를 결심하지 않는다. 건강의 지속은 물론 아름다운 외모를 꿈꾼다. 그것을 가능하게 하는 것이 근력 운동이다. 정확히 말하면, 근력 운동과 식이 요법의 병행이다. 초보자가 이 어려운 방법을 스스로 터득하는 것은 쉽지 않다. 그래서 근력 운동 전문가를 만나야 하고, 식이 요법까지도 배워야 한다.

근력 운동을 통해 앞에서 언급한 모든 효과를 누리고, 이를 평생 지속할 수 있는 능력을 만들자. 그러려면 제대로 배워서 스스로 근력을 유지하고 개선할 수 있는 힘을 길러야 한다. 나는 그러한 능력을 갖춘 사람들을 가리켜 '셀프 트레이너Self Trainer'라고 부른다. 매우 어려워 보이지만, 나를 거쳐 간 회원의 대부분이 셀프 트레이너가 되었다. 이는 매우 높은 확률이며, 엄청난 가치를 지닌 결과라고 생각한다. 셀프 트레이너가 된 회원들은 자신들이 꿈꾸던 몸을 만들었다. 단순히 자신이 원하는 체중을 만드는 다이어트의 성공 확률이 5%라면, 셀프 트레이너가 되어 꿈꾸던 몸을 유지·개선하며 살아갈 확률은 몇 %일까? 최소 100배는 더 어려울 것이다. 그렇다면 성공 확률은 0.05%이다. 그 희박한 확률을 90% 이상으로 끌어 올린 것이니 당연히 가치가 있다.

당신의 다이어트가 실패할 수밖에 없는 이유는 간단하다. 평생 지속할 수 있는 운동을 선택하지 못했기 때문이다. 평생 지속하려면 강력한 동기가 필요하다. 외모가 바뀌고, 건강해지고, 힘이 세져야 확실한 동기가 생긴다. 당신이 어떤 운동에서 흥미와 재미를 느끼려면, 그 운동을 잘해야 하지 않겠는가? 그 운동이 건강에 도움이 되어야 하지 않겠는가? 그 운동이 내 몸을 바꿀 수 있어야 하지 않겠는가? 이 모든 것을 가능하게 할 수 있는 유일한 운동이 근력 운동, 즉 웨이트 트레이닝이다.

 ## 내가 꿈꾸는 몸을 구체적으로 그려보기

꿈꾸는 몸을 설계하려면, 당연히 꿈꾸는 몸을 그려야 한다. 하지만 초기에는 뚜렷한 목표를 잡기 힘들다. 아직 운동으로 일어날 수 있는 변화나, 자신의 한계 등에 대해 잘 모르기 때문이다. 현재의 몸 상태를 보면, 더욱 자신감을 표출하기 어려울 것이다. 하지만 목표는 높고 구체적일 필요가 있다. 모델로 삼고 싶은 사람의 사진을 스마트폰 배경 화면에 깔아 놓거나, 방 벽에 붙여 놓고 자주 보는 것도 좋은 방법이다. 힘들 때마다 동기를 유발하는 데 도움이 된다. 또한 운동을 시작할 때 자신의 몸에서 콤플렉스가 무엇인지 솔직히 말하는 것이 좋다. 유능한 트레이너는 반드시 이를 극복할 수 있는 운동을 프로그램에 넣을 것이다. 그렇게 작은 목표들을 달성하면서 또 다른 목표들을 세울 수 있다.

한때 유행했던 '꿈을 꾸고 간절히 원하면 이루어진다'라는 말이 있다. 간절한 바람은 간절한 행동을 불러일으킨다. 그렇기 때문에 계속 꿈을 꾼다는 것은 그만큼 실천의 가능성을 높인다. 하지만 어떤 사람들은 행동이나 실천 없이 목표가 이루어지기를 바라기도 한다. 그럴 수 없다는 것은 이미 알고 있을 것이다. 당신이 꿈꾸는 몸은 그저 꿈만 꾸면 만들 수 있는가? 간절하게 기도하면 식스팩이 생기는가? 당연히 당장 시도해야 한다. 좋은 트레이너를 찾기 힘들다면 가까운 곳에라도 가서 일단 시작해 보라. 하지 않는 것보단 낫다.

사이비 트레이너를
조심하자

피트니스 센터를 포함한 각종 운동 관련 센터들은 지속적으로 늘고 있다. 그에 반해 자격을 갖춘 운동 지도자의 공급은 수요에 비해 턱없이 부족하다. 자고 일어나면 피트니스 센터가 하나씩 생겨난다는 말이 있을 정도로 관련 산업이 성장하고 있지만, 센터에서 운동을 제대로 가르칠 트레이너를 찾기 힘들다는 말이다. 각 센터들은 궁여지책으로 단기간의 실기 교육만으로 사이비 트레이너들을 양산해 내고 있다. 그야말로 몸만 좋으면 누구나 트레이너에 도전할 수 있다. 하지만 이를 막을 만한 법적 장치가 마련되어 있지 않다.

체육을 전공하지 않고도 트레이너가 되는 경우는 많다. 보통 머슬 대회나 자격증 취득을 통해 이 분야로 뛰어든다. 현장에서 간단한 트레이닝부터 시작하면서 경력을 쌓아 가는 트레이너들도 많다. 물론 체육 전공자가 아니어도 성실하고 유능한 트레이너들도 많다. 현 체육 대학의 교육 체계를 생각하면, 사실 전공자라고 무조건 믿을 수 있는 것은 아니다. 그러므로 반드시 전공을 따질 필요는 없다. 하지만 비전공자라는 자격지심을 갖고 있는 트레이너들은 경계해야 한다. 자신의 스승에게서 배운 운동이 전부라고 생각하는 편협함을 가질 수 있기 때문이다.

　나의 소중한 몸을 아무에게나 맡길 수는 없지 않은가. 단순히 체중 감량을 위해 운동을 시작하는 사람이 많은 만큼, 트레이너의 입장에서는 결과를 내는 것이 그리 어렵지 않을 수도 있다. 하지만 그들은 근력 운동이 가지고 있는 엄청난 장점을 일반 회원들에게 어필할 능력이 없다. 규칙적인 반복을 통해 회원들 스스로 몸을 관리할 수 있는 능력을 갖도록 만드는 것은 더더욱 어렵다. 운동을 통해 철학을 이해시켜야 하기 때문이다. 그러한 철학이 있는 트레이닝은 당연히 사이비 트레이너에게서 기대하기 힘들다.

　근력 운동을 배울 생각으로 큰맘 먹고 고비용의 퍼스널 트레이닝을 등록한다. 하지만 사이비 트레이너를 만나면 동기도 사라지고, 돈도 잃게 되며, 마음만 다치게 된다. 이러한 경험은 결국 근력 운동의 포기로 이어지고, '이 운동은 나하고 맞지 않아'라고 생각하게 된다. 다시는 근력 운동을 하고 싶지 않게 된다. 그러므로 영리한 소비자가 되어 올바른 트레이닝을 해 줄 수 있는 트레이너를 찾아 나서야 한다. 당신이 큰 질병에 걸렸을 때, 아무 의사에게나 당신의 몸을 맡길 것인가? 좋은 병원, 좋은 의사를 찾으려 할 것이다. 트레이닝도 마찬가지다. 도처에 있는 사이비 트레이너로부터 귀중한 당신의 몸을 사수해야 한다.

물론 근력 운동을 해 보지 않은 초보자가 퍼스널 트레이닝을 시작하여 불만족하는 경우는 드물다. 즉 대부분이 만족한다는 말이다. 운동을 하지 않던 사람들은 약간의 근육으로도 몸이 가볍고 건강해짐을 느낀다. 그러나 만족과 지속은 다르다. 만족했다 하더라도 근력 운동을 꾸준히 할 생각을 못한다면, 좋은 트레이닝을 받았다고 할 수 없다. 끊임없이 동기를 주는 트레이너를 만나서 셀프 트레이너로 거듭날 수 있어야 성공한 트레이닝이다.

다양하고 새로운 운동들이 생겨나고 없어지기를 반복하고 있다. 하지만 세월이 흘러도 없어지지 않을 운동이 있다면 그것은 근력 운동, 즉 웨이트 트레이닝이다. 물론 웨이트 없이도 자신의 몸을 부하로 근육을 만들 수 있다. 하지만 초보자가 시작하기에는 한계가 있다. 근력 운동은 이제 거스를 수 없는 대세가 되었다. 하지만 사이비 트레이너를 만나 근력 운동에 대한 실패를 경험한 사람은 다시 시작하기가 어렵다. 계속해서 근육이 소실될 미래를 생각한다면, 좋은 트레이너를 선택하는 것이야말로 인생을 바꾸는 현명한 선택이다. 이때 사이비 트레이너를 구별하는 방법을 알면 도움이 될 것이다.

사이비 트레이너 구별하기

수업할 때마다 순간순간 생각나는 것을 기분 내키는 대로 시키는 트레이너

이들은 회원의 몸을 만들기 위한 장단기 계획이 없다. 이를 체계적으로 설명해 주지 못한다면 사이비 트레이너다. 프로그램의 인과 관계가 수업 내용에 없다면, 당연히 당신에 대한 계획도 없는 것이다.

회원의 체중을 줄이기 위해 유산소성 트레이닝만 고집하는 트레이너

운동할 때 유격 훈련을 받는 느낌이 든다면 사이비 트레이너를 만난 것이다. 그 트레이닝은 유격 훈련의 비용 치고는 고가이며, 트레이너는 당신의 관절이 다치는 것보다 살을 빼는 것이 중요하다고 생각하는 것이다. 수업 때마다 심장이 터질 것 같은 느낌이 든다면 다음 수업은 더욱 두려워진다. 물론 심폐 지구력이 향상될 수는 있다. 그러나 앞에서 언급한 것처럼 근육을 만드는 과정일지라도 관절이 먼저 보호되어야 하고, 규칙적으로 반복하고 싶은 동기를 만드는 것이 무엇보다 중요하다. 운동을 통해 살을 빼주는 한 텔레비전 프로그램에서 시청률을 높이기 위해 시도했던 말도 안 되는 행위(참가자들의 눈물, 콧물을 빼서 극적 효과와 시청률을 노림)를 따라하는 사이비 트레이너들이 있다.

회원들을 리드할 수 있는 능력이 없는 트레이너

회원들에게 이리저리 끌려 다니는 트레이너는 당연히 회원들의 몸을 만들어 줄 수 없다. 트레이너는 회원을 압도하진 못하더라도 압도되어서는 안 된다. 적어도 자신이 가르치는 것에 대해서는 존경심을 이끌어 낼 수 있어야 회원의 몸도 만들어 줄 수 있다. 회원과의 관계가 너무 막역해져서도 안 된다. 트레이너의 말이 가벼워질 수 있기 때문이다.

자신만의 포트폴리오가 없는 트레이너

경력이 오래된 트레이너들은 자신만의 포트폴리오가 있다. 자신의 사진을 공개하는 것을 원하지 않는 회원도 있지만, 흔쾌히 공개를 허락하는 회원도 있다. 자신과 비슷한 처지에 있는 다른 회원의 성공 사례를 사진으로 보는 것만으로도 충분한 동기를 얻을 수 있다. 그러나 몸을 만들어 본 경험이 없는 트레이너는 당신의 몸도 만들 수 없다.

지금 하는 운동을 왜 하는지 설명해 주지 못하는 트레이너

무조건 시키는 대로 따라하는 것은 매우 위험하다. 당신의 몸이다. 적어도 이 운동을 해야 하는 이유를 세트 간 휴식 시간이나 운동 시작 전후에 설명해 줄 수 있어야 한다. 이론적 배경 없이, 단기간에 자신의 몸만 만든 트레이너는 아는 것이 많지 않다. 조금이라도 궁금한 것이 있다면 즉시 물어봐야 한다. 당신의 트레이너가 하는 모든 설명에 귀를 기울여라.

규칙적인 반복보다는 다양성에만 초점을 맞추는 트레이너

다양한 것을 보여줘야 자신이 트레이너답다고 생각하는 것이다. 그들은 자신의 경력에 대한 자격지심이 있다. 질 좋은 근육을 만들기 위해서는 다양성보다는 규칙적인 반복을 통한 근육베이스의 완성이 먼저다. 어떤 트레이너는 상당 시간을 마사지나 스트레칭에 할애하기도 한다. 몸을 움직이는 것에 큰 문제가 있는 예외적인 경우를 제외하고는, 이러한 트레이닝은 결과를 만들기 어렵다.

스스로 할 수 있는 동기를 주지 못하는 트레이너

결국 모든 트레이닝의 목적은 스스로 자신의 몸을 관리할 수 있는 셀프 트레이닝의 경지에 오르는 것이다. 더 나아가 주변인들에게도 운동의 중요성과 방법을 전할 수 있어야 한다. 스스로 할 수 있는 동기를 끊임없이 부여하고 실행할 수 있게 만드는 트레이너를 만나야 한다.

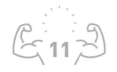

11

관성 체중에
속지 마라

몸의 항상성과 관련된 이론 가운데 '세트포인트Set-point'라는 것이 있다. 체중에 한정지어 말하면, '사람마다 정해진 체중이 있어서 일시적으로 더 먹거나 덜 먹더라도 일정한 체중이 유지된다'는 가설이다.

처음엔 이런 이론이 있는지도 몰랐다. 그런데 회원들의 체중을 관리하다 보니, 이해하기 힘들 정도로 체중 관리가 안 되는 경우를 종종 봐왔다. 회원이 거짓을 말하는 것으로 보이지는 않고 이런 사례가 거듭되다 보니, 나름의 트레이닝 이론을 만들어야 했다. 나는 회원들이 쉽게 이해하도록 '관성 체중'이라 이름 붙였다.

중요한 것은 세트포인트든 관성 체중이든 절대적이지 않다는 사실이다. 사람의 체중이 변할 수 없다면 당연히 다이어트가 필요 없고, 다이어트 방법을 고민할 필요도 없다. 먹는 습관과 상관없이 그 체중으로 계속 살아갈 것이기 때문이다. 그야말로 타고난 유전자대로 사는 수밖에 없다.

나는 짧게는 1년, 길게는 10년 이상의 기간을 두고 체중의 최저점과 최고점을 인터뷰하였다. 기간이 다른 이유는 사람마다 체중의 변동 폭에 차이가 있기 때문이다. 예를 들어, 한 회원의 목표는 10년 전 체중으로 돌아가는 것이다. 먼저 기간 내 체중의 최고점과 최저점을 파악한다. 당시의 체중을 최저점으로 두고, 10년 전부터 지금까지 기간 중 가장 높았던 체중을 최고점으로 둔다. 그리고 그 사이에 꽤 오래 지속되었던 체중이 있다면, 그 지점을 중간점으로 잡는다. 이런 식으로 몇 지점을 정해 놓고, 중간점이 되었을 때 운동 강도와 식이 조절 정도를 살짝 조정했다. 그렇다고 해서 운동이나 식이 조절의 강도를 과하게 조정하기보다는, 하던 방법을 지속하면서 체중과 상관없이 몸의 라인이 바뀌는 것에 초점을 맞추는 것이 필요하다. 이 부분은 트레이너로서 회원의 관성 체중을 이해하고, 설득을 통해 동기를 유지시켜야 하기 때문에 중요하다. 체중의 정체기를 벗어나는 방법은 관성이 바뀔 때까지 지속해 나가는 꾸준함이다.

운동을 시작하고 평소보다 덜 먹었는데 체중이 줄지 않거나, 마른 몸을 바꾸기 위해 꾸역꾸역 먹었는데도 불구하고 체중이 늘지 않아 낙담하다가 결국 포기하는 사람들이 많다. 그런 사람들이 꼭 알아야 하는 것이 바로 관성 체중이다. 말 그대로 체중에도 역시 관성이 존재한다. 특히 한 체중이 오랫동안 지속된 경우 노력과 상관없이 체중의 정체가 심해진다.

학습에도, 운동에도, 인생에도, 심지어 내 체중에도 정체기가 존재한다. 이 정체기를 전문 용어로 '고원 현상Plateau Phenomenon'이라고 한다. 처음에 운동 효과가 어느 정도 나타나다가, 특정 지점에서 더 이상 변화하지 않고 그 상태를 유지하는 기간이다. 이 정체기를 극복하지 못하면 슬럼프Slump에 빠져 허우적거리다 포기하게 될 수도 있다. 목표대로 체중 감량을 잘해 오다가, 아무리 노력해도 더 이상 진전이 없으니 의욕이 사라져 버리기 때문이다. 운동 프로그램을 바꾸거나 식이 조절을 좀 더 철저하게 하는 게 하나의 극복 방법이지만, 말처럼

■ **관성 체중 도식** 김영은 회원의 사례(나이 27세, 여, 신장 162cm)

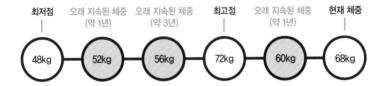

현재 체중이 68kg이고, 10년 전 체중이 48kg이었던 여성이 운동을 시작했다. 10년 전부터 현재까지, 최고 체중은 1년 6개월 전 72kg이었다. 최근에 가장 오래 지속된 체중은 약 1년 동안 유지되었던 60kg이다. 52, 56kg이 길게 지속된 적도 있지만, 꽤 오래 전이다. (색 표시는 중간점이다. 관성 체중 표를 작성할 때는 오랫동안 지속된 체중을 체크하여 표시한다.)

목표 체중에 도달하기까지의 변화 예상

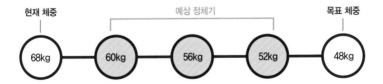

목표 체중이 48kg이라면, 앞으로 3번의 정체기를 예상할 수 있다. 비교적 최근에 오랫동안 지속되었던 체중인 60kg까지는 무난히 감량할 것이다. 그러나 그 후부터 정체기가 올 수 있다. 관성 때문이다. (색 표시는 예상되는 정체기이다.)

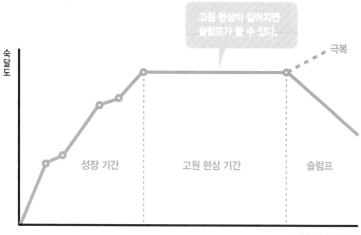

■ 고원 현상과 슬럼프

고원 현상이 길어지면
슬럼프가 올 수 있다.

극복

숙달도

성장 기간   고원 현상 기간   슬럼프

연습 기간·연습량

실행하기란 쉽지 않다.

　이때는 하던 것을 꾸준히 하는 것이 더 현명하다. 관성을 이기는 새로운 관성을 만드는 것이다. 몸이 너무 힘들어지면, 운동을 포기하게 될 수도 있다. 공부도 습관을 들이는 것이 중요한 것처럼 운동 역시 내 몸이 규칙적이고 반복적으로 움직일 수 있도록 하는 것이 필요하다. 내 몸에 관성이 생겨 운동이라는 행위를 자연스럽게 받아들이게 되면, 관성 체중을 뚫고 내려가는 것은 시간문제다. 정체기가 왔을 때 근력 운동을 꾸준히 해 준다면, 체중이 감소하지 않더라도 몸의 균형이나 라인은 계속해서 좋아진다. 이때는 체중계를 확인하는 것보다는 자신의 몸 라인을 보며 동기를 유지하는 것이 필요하다. 통상적으로 근력 운동을 꾸준히 한 사람들은 그렇지 않은 사람들에 비해 3~4kg 정도 체중이 덜 나가 보인다. 그렇기 때문에 체중에 대해 고민

하는 것보다는 체성분의 중요성을 깨닫는 것이 필요하다. 당신이 근력 운동을 하고 있다면 체중이 60kg이어도 56kg처럼 보인다. 자신감을 가져라.

이 이야기를 참고하면 좋겠다. 최근 친한 동생의 체중이 많이 늘었다. 107kg이라고 한다. 그런데 아무리 먹어도 더 이상은 찌지 않는다고 안도하고 있었다. 관성 체중에 의해 체중이 늘지 않는 것이다. 지금이야 정체기를 겪고 있어서 더 이상 체중이 늘지 않지만, 꾸준히 그 생활 패턴을 유지한다면 곧 관성을 뚫고 올라갈 것이다. 1~2kg이 아니라 4~5kg 이상 늘어날 것으로 예상한다. 아니, 그러기 전에 건강에 이상이 올 수도 있다. 하지만 관성 체중에 대해 설명해 줄 수 없었다. 듣기 싫어하기 때문이다. 그의 안도감에는 운동에 대한 의지보다는 '먹고 싶은 것을 계속 먹을 수 있어서 다행'이라는 느낌이 강하게 묻어나왔다.

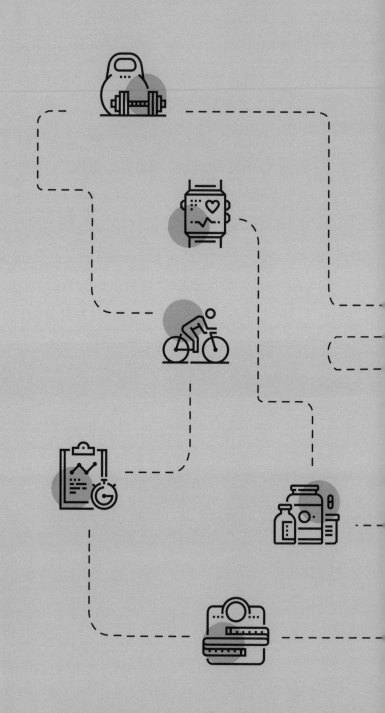

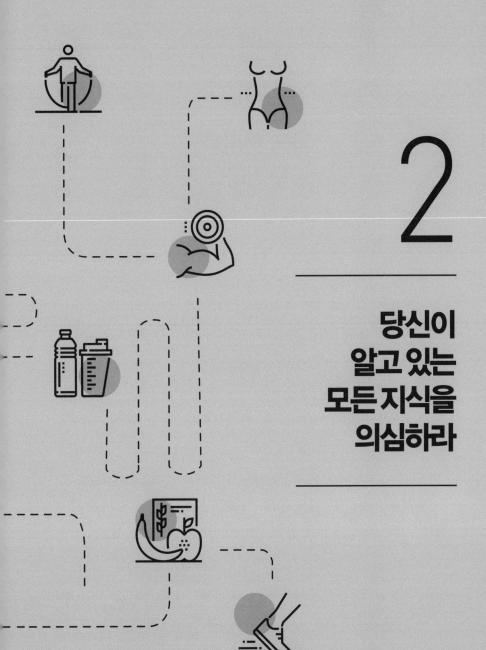

2

당신이
알고 있는
모든 지식을
의심하라

몸의 연비를
낮춰라

당신의 몸은 먹는대로 살이 찌는 체질인가? 많이 먹어도 찌지 않는 체질인가? 체질은 유전적으로 타고날 수도 있지만, 주위 환경으로 인해 바뀔 가능성이 높다. 즉 식습관, 운동습관 등에 의해 얼마든지 개선될 수도 있고, 나빠질 수도 있다.

우리 몸을 차에 비유해 보자. 한 번의 주유로도 서울~부산을 왕복할 수 있는 경차의 경우 에너지 소비가 최소화된다. 살이 찌는 체질인 사람들이 그러하며, 몸에 들어온 에너지가 잘 쓰이지 않고 축적된다. 그에 반해 리터당 3~4km 밖에 가지 못하는 슈퍼카의 경우, 에너지 소비가 엄청나다. 아무리 먹어도 찌지 않는 체질인 사람들이 이에 해당되며, 에너지가 들어오면 바로 다 소모된다. 따라서 비만자들은 슈퍼카와 같은 에너지 소비 능력이 필요하다.

20대 초반에 일용직으로 몸을 쓰는 아르바이트를 하면서 점심 식사로 동태탕에 공깃밥 13공기를 먹은 적이 있다. 그리고 20대 후반 어느 날은 친구와 둘이서 등심 13인분을 먹고, 냉면과 공깃밥을 따로 시켜 먹었다. 20대 초반과 후반에 나는 키 183cm, 체중 75kg이었다. 40대 중반인 어제저녁엔 아내와 함께 돼지갈비와 공깃밥, 비빔냉면을 먹고, 후식으로 과자 한 봉지와 아이스크림 한 개를 먹고 잤다. 지금 체중은 같은 키에 83kg이다.

군대 시절과 무릎을 다쳐 수술한 때를 제외하고 살이 크게 찐 적이 없다. 현재의 체중이 거의 15년째 지속되고 있다. 사실 몸을 만들어야 할 몇 번의 경우를 제외하고 다이어트도 해본 적이 없다. 그리고 식탐이 있어서 항상 어제저녁처럼 먹는다. 이런 이야기를 하면 많은 사람들이 내게 반감을 가질 지 모르지만, 대신 나는 20년 이상 꾸준히 근력 운동을 해 왔다. 일주일에 3~4회 정도 1시간씩 근력 운동을 반복했다. 이 정도면 식탐을 부려도 되지 않을까? 오랜 세월 운동을 규칙적으로 반복해 온 꾸준함에 스스로 자부심을 느낀다.

당신은 어떠한가? 운동을 꾸준히 할 시간이 없는가? 직업이 트레이너가 아니어서 못했는가? 변명하지 않길 바란다. 그냥 시작했으면 좋겠다. 내가 남은 인생 동안 끌고 가야 할 몸이다. 맛있는 것도 먹고, 건강하게 가족과 함께해야 할 몸이다. 늦지 않았다. 지금이야말로 당신이 근육 운동을 시작해야 할 가장 빠른 시점이다. 잘난 척하는 나를 욕하지 말고, 몸을 방치해 놓은 당신을 욕해라.

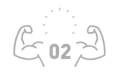

불필요한 짐,
체지방부터 내려놓자

우리가 알고 있는 근육의 다른 말은 '골격근'이다. 골격근은 뼈를 견인하고 지지하며 보호한다. 뼈를 이끌어 주기 때문에 골격근이 튼튼하면 움직임이 가벼워지고 힘이 세진다. 이에 반해 체지방은 뼈를 압박하고 움직임을 억제시킨다. 때문에 필요 이상의 체지방은 짐이 된다. 몸에 아무리 좋은 운동이라도 체지방을 짊어지고 하는 것은 무리를 주고, 지속될 경우 위험 요소가 된다. 단순히 물리적으로만 봐도 이러한데, 화학적인 부작용은 말할 것도 없다.

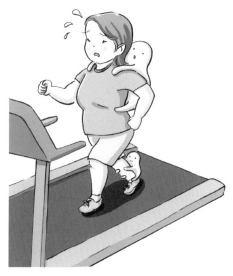

체지방을 짊어지고 운동하는 사람

어떤 운동을 시작하든 짐부터 내려놓아야 한다. 그래야 안전하게 그 운동을 시작하고 지속할 수 있다. 우리가 비교적 쉽게 시도할 수 있는 걷기, 조깅, 등산도 마찬가지다. 짐을 진 상태에서 반복하면, 허리, 무릎, 발목과 같은 주요 관절들이 압박을 받아 부상의 원인이 된다. 당연히 그보다 강도가 높은 스피닝, 댄스, 에어로빅 등의 그룹 운동은 더 위험할 수 있다.

그렇다면 체지방이라는 짐을 내려놓기 전에는 어떤 운동도 할 수 없을까? 물론 있다. 바로 물속에서 하는 것이다. 물속에서는 부력이 작용하므로 체지방의 압박을 상당 부분 피할 수 있다. 수영, 아쿠아로빅, 아쿠아스피닝, 수중 워킹 등이 물속에서 할 수 있는 운동이다. 특히 60대 중반을 넘어선 노년층에게 적극 권장하고 싶다. 골밀도가 떨어지는 시점에서 뼈를 보호해 줄 수 있는 운동이기 때문이다.

물을 싫어하거나, 조금 더 강한 운동을 원하는 사람들을 위해 권장할 수 있는 것은 근력 운동, 즉 웨이트 트레이닝이다. 하지만 정확한 자세, 호흡, 박자를 익히지 않고 운동을 지속할 경우 부상은 물론 체형 불균형이 일어날 수 있다. 근육을 지속적으로 자극하여 성장을 꾀하는 운동이기 때문에 자세가 잘못된 상태에서 근육이 성장하면 체형 불균형이 생기고, 이는 신체 왜곡으로 이어질 수 있다. 그러므로 일정 기간 전문가의 지도를 받고 스스로 할 수 있는 수준까지 끌어올린 후에 지속하기를 권한다.

요약하면, 체지방이 많은 경우 수중 운동이나 전문가의 지도 하에 근력 운동을 통해 우선적으로 근육베이스를 만들어야 한다. 그리고 근육베이스를 만드는 과정과 식이 요법을 병행한다면, 훨씬 빠르게 체지방을 줄일 수 있다. 여기서 중요한 것은 균형이 바로 잡힌 몸을 갖게 될 때까지 지속해야 한다는 것이다. 아무리 좋은 운동이라도 지속할 수 없다면 본인에게 맞는 운동이 아니다. 끊임없이 스스로에게 동기를 줄 수 있는 운동을 선택하고 운동 관성을 만들어 습관이 되면, 그것이 바로 당신의 운동인 것이다.

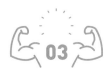

체지방,
너 정체가 뭐니?

체지방을 짐이라고 말한 것을 두고 자칫 '지방은 무조건 나쁘다'는 인식이 들 수 있다. 이해를 돕기 위해 이분법적 논리로 말한 것뿐이지, 사실 우리 몸에서 지방의 역할은 매우 중요하다. 이 기회에 지방에 대해 자세히 알아보자.

지방 조직에서 지방을 저장하는 세포를 '지방 세포'라고 한다. 보통 사람들의 지방 세포 수는 약 300억 개에 달한다. 비만인 사람은 400~600억 개 정도이다(어떤 연구에서는 비만 세포의 수가 늘어나는 것이 아니라, 비만 세포 자체가 비대해지는 것이라는 결과를 도출하기도 했다). 그러므로 비만을 다스리려면 지방 세포의 수(또는 크기)를 줄여야 한다. 한마디로 지방이 나쁜 것이 아니고, 비만이 나쁜 것이다.

지방 세포는 백색 지방White Fat과 갈색 지방Brown Fat으로 이루어져 있다. 이 책에서 말하는 체지방은 모두 백색 지방이다. 백색 지방은 피부 밑이나 장기 주위에서 주로 발견된다. 열을 보존하는 단열재이며, 외부의 충격으로부터 내부 장기를 보호하는 역할을 한다. 여성이 생리 기간이 되면 태아를 보호하기 위해 복부 주위가 부풀어 오르는 현상과 비슷하다. 그 외에도 백색 지방은 성호르몬인 에스트로겐과 식욕을 조절하는 호르몬인 렙틴을 생산하는 주요한 내분비 기관이다. 간헐적 단식을 하면 백색 지방은 동맥경화나 당뇨를 막아주는 아디포넥틴 호르몬을 분비한다. 또한 인슐린, 성장 호르몬, 아드레날린, 스트레스 호르몬인 코르티솔의 수용체를 가지고 있다. 이는 지방 세포의 숨겨진 기능으로, 체지방률은 백색 지방의 양에 달려 있다.

이와 같이 체지방은 몸에서 상당히 중요한 역할을 한다. 하지만 과유불급이라 너무 많은 백색 지방을 가지고 있으면 그 또한 문제가 된다. 대사증후군이 발생하여 심장병, 당뇨, 특정한 암을 유발할 수 있기 때문이다.

한편, 갈색 지방은 근육 조직에서 유래하며, 백색 지방보다 더 많은 미토콘드리아를 가지고 있다. 갈색 지방의 주된 역할은 열을 만들기 위해 칼로리를 연소시키는 것이다. 인체의 에너지 발전소인 철분을 함유한 미토콘드리아가 갈색을 띠게 하며, 열을 만들어 에너지를 사용하게 한다. 몸을 따뜻하게 유지하기 위해 동면하는 동물이나 유아에게 많이 존재한다. 사람은 유아기가 지나면서 갈색 지방이 급격히 감소하여, 성인이 되면 적은 양의 갈색 지방만 목 주위와 등의 상부 견갑골 주위에 남아 있다.

정리해 보면, 백색 지방은 음식 섭취 후 남은 포도당과 지방이 세포에 쌓인 것으로 우리가 흔히 알고 있는 그 지방이다. 에너지를 저장하고 당뇨와 비만을 유발하기 때문에, 필요 이상으로 많아지면 짐이 된다. 갈색 지방은 일종의 변종 지방 세포로, 몸에 달린 발열팩이라고 할 수 있다. 미토콘드리아가 아주 많아, 지방을 태우고 열을 내어 체온을 유지하는 역할을 한다. 갈색 지방이 백색 지방을 에너지로 연소시켜 비만을 방지하는데, 약 50g의 갈색 지방이 하루 동안 최대로 발열하면 300kcal(지방으로 약 33g정도)를 태워 없앨 수 있다고 한다. 또한 근육의 460배에 달하는 칼로리를 소모한다니, 이로운 지방임에 틀림이 없다.

많은 연구가 '갈색 지방 세포의 기능 저하가 비만의 원인'이라고 말한다. 그러나 갈색 지방은 성인의 몸에서는 만들어지기 힘들다. 똑같이 움직여도 유아가 어른보다 많은 땀을 흘리고 열이 나는 이유가 갈색 지방은 나이가 어릴수록 활성화되는 특징이 있기 때문이다. 이 갈색 지방은 어른이 되면서 거의 퇴화된다는 연구 결과가 있다. 대신에 성인이 되어서는 그와 비슷한 역할을 하는, 좀 더 옅은 갈색을 띤 지방이 발견되는데, 이를 '베이지색 지방'이라고 한다. 때문에 어떤 연구에서는 만들기 힘든 갈색 지방 대신 베이지색 지방을 늘려야 한다고 주장하기도 한다.

이렇듯 지방은 우리 몸에서 반드시 필요한 체성분이지만, 과해지지 않도록 관리해야 건강하게 살아갈 수 있다. 앞으로도 다이어트와 관련된 새로운 연구와 이슈들은 끊임없이 생겨났다 사라지기를 반복할 것이다. 이에 휘둘리지 않으려면, 무엇보다 꾸준한 운동 습관을 들여 몸을 스스로 관리할 수 있는 능력을 만들어야 한다.

얼마 전 공중파 뉴스에서 '갈색 지방을 늘리면 다이어트에 성공할 수 있다'고 보도한 적이 있다. 덕분에 포털 사이트 검색어 1위에 갈색 지방이 등극했다. 하지만 이 또한 아직까지는 다른 여러 다이어트 방법들처럼 지나가는 이슈일 뿐이다. 더 정확하고 다양한 실험을 통한 검증이 필요해 보인다. 하지만 갈색 지방을 만드는 것이 건강에 도움이 되는 것은 사실이다.

여기서 잠깐, 성인이 된 후에도 갈색 지방을 늘릴 수 있는 방법을 소개하려고 한다.

 ## 갈색 지방을 늘어나게 하는 법

몸을 차게 한다

몸을 차게 하면, 미토콘드리아가 증가하면서 갈색 지방이 생긴다. 겨울에 옷을 얇게 입고 냉욕을 하고 섭씨 15도 이하의 온도에서 잠을 자면 미토콘드리아의 질이 좋아지고 양이 늘어 갈색 지방이 증가한다. 주변 온도가 낮으면 열을 내기 위해 몸이 열심히 칼로리를 소모하므로 갈색 지방 세포가 증가하는 것이다. 하지만 면역이 약한 사람들에게는 자칫 낮은 온도가 질병의 원인이 될 수 있어 주의가 필요하다. 운동을 시작하려면 여름보다 겨울이 좋은 이유가 열을 만드는 데 에너지가 소모되기 때문이다. 하지만 대부분의 사람은 노출의 계절인 여름 즈음에 운동을 시작한다.

멜라토닌 호르몬 분비를 늘린다

멜라토닌 호르몬 분비를 늘리려면, 매일 오전에 1시간씩 햇빛을 쐬면서 세로토닌 호르몬 분비가 늘어나게 해야 한다. 이 세로토닌을 원료로 저녁에 멜라토닌

당신의 운동은 몸개그였다

호르몬이 만들어지며, 숙면을 취하면 갈색 지방이 만들어진다. 역시 수면의 질은 건강에서 빼놓을 수 없는 핵심 요소 중 하나이다.

공복 상태에서 유산소 운동을 한다

매일 최대심박수의 60% 정도로 1시간 유산소 운동을 하면, 일주일 뒤에 미토콘드리아가 늘어나면서 갈색 지방이 증가한다. 최대심박수의 60%는 지치지 않을 정도의 운동 상태를 말한다. 유산소 운동에 의해 생성되는 '이리신'이라는 호르몬이 백색 지방을 갈색 지방으로 바꾼다는 연구 논문 내용은 아직 논쟁 중이지만, 유산소 운동을 꾸준히 하면 백색 지방이 줄어들고 갈색 지방이 늘어난다는 사실은 논란의 여지가 없다. 특히 공복 유산소 운동은 비만자가 체중을 감량할 때 꼭 해야 할 과정이다. 하지만 관절의 무리를 주지 않는 범위 내에서 실시해야 하므로, 비만도에 따라 운동 종목을 달리해야 한다.

척추를 바로 세운다

척추 기립근에는 미토콘드리아가 많이 들어 있다. 척추를 바로 세우면 등뼈로 호흡할 수 있고, 미토콘드리아가 활성화되어 척추 기립근 주변의 갈색 지방이 늘어난다. 근력 운동을 통해 척추 기립근을 만들어 주는 것이 바람직하며, 평소 고립 자세(서 있을 때의 어깨선이 엉덩이선과 일직선에 맞춰진 자세)를 자주 하는 것을 권장하고 싶다.

간헐적 단식을 한다

일주일에 2번은 점심 식사 후 저녁 단식과 그다음 날 아침 단식을 해 본다. 공복 상태가 20시간 지속되면 백색 지방은 연소되고 미토콘드리아가 활성화되면서 갈색 지방이 증가한다. 간헐적 단식을 통해 탄수화물 섭취를 줄이려는 노력은 인슐린을 쉽게 할 수 있다는 측면에서 주기적으로 시도하는 것이 좋다.

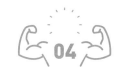

근육은 내 몸의
지지자다

체지방이 짐이라면, 몸에서 그 짐을 들어줄 수 있는 것은 근육이다. 물론 보디빌더Body-builder나 역도 선수들처럼 큰 근육을 가진 사람들에게는 그 근육이 힘이 되기도 하지만, 유연성과 민첩성을 저하시킬 수도 있다. 그러나 뼈와 뼈 사이에서 뼈를 견인하고 보호하는 역할을 할 정도의 근육은 큰 근육이 아니다.

'근육'이라고 하면 몸이 울퉁불퉁한 모습이 떠오를 것이다. 특히 여성의 경우 근력 운동을 하면 근육이 커지고 몸이 두꺼워진다고 걱정하기도 한다. 하지만 여성의 근육은 자신이 원하는 것 이상으로 커질 확률은 거의 없다고 봐도 된다. 그만큼 몸이 커지려면 고통스럽고 힘든 트레이닝을 통해 무거운 중량을 견뎌야 하기 때문이다. 거기에 단백질과 탄수화물 공급이 적절히 이루어지는 식이 요법까지 함께 이루어져야 한다. 사실상 본인이 원하지 않는 한 불가능하다. 보디빌더처럼 어마무시한 근육량을 만들려면, 그만큼 엄청난 운동량과 무게의 하중을 견뎌야 할 뿐 아니라, 단백질도 필요 이상으로 섭취해야 한다. 그러므로 근력 운동을 한다고 해서 모두가 그와 같이 커질 수 있는 것은 아니다. 특히 여성의 경우 에스트로겐(여성 호르몬)의 영향으로 더욱 근육이 커지기 힘들다.

당신이 원하는 운동이 취미 골프나 배드민턴 정도의 가벼운 운동이라면, 그 운동을 위한 근육베이스를 만드는 것은 2~3개월이면 충분하다. 하지만 농구, 축구, 마라톤과 같이 순발력과 지구력이 필요한 운동을 위한 근육베이스는 주 2회 이상, 1년 이상은 꾸준히 운동해야 만들 수 있다. 때문에 모든 종목의 엘리트 선수들은 비시즌과 시즌 관계없이 끊임없이 근력 운동에 시간을 할애한다. 마찬가지로 아마추어인 당신도 좋아하는 운동을 지속하기 위해서는 규칙적인 근력 운동을 해야 한다.

우리가 운동을 선택할 때, 여전히 근력 운동을 제외할 때가 많다. 하지만 당신을 가르치고 있는 선생님은 그 종목을 위한 근육베이스를 가지고 있다는 것을 명심해라. 지금 즐기고 있는 그 운동을 꾸준히 하고 싶다면, 당장 근육을 성장시키고 유지할 수 있는 운동을 병행해야 한다. 또, 근육과 뼈가 약해지면 노화가 빨라진다. 어느 누구도 운동을 하면서 빨리 늙기를 바라지 않을 것이다. 근육의 중요성은 아무리 강조해도 지나치지 않다.

당신은 어떤 근육을
만들고 싶은가?

체지방과 마찬가지로, 우리 몸에서 지지자의 역할을 하는 근육에 대해 자세히 알아보자. 우리 몸에는 약 600여 개의 근육이 존재하며, 이는 크게 두 종류로 나뉜다. 짧은 시간에 폭발적인 힘을 내는 백근White Muscle, Pale Muscle은 빠른 속도로 움직일 때 필요한 근육이기 때문에 '속근'이라고도 한다. 반면 적근Red Muscle, Slow-twitch Muscle은 지속적이고 반복적인 동작을 가능하게 한다. 오랜 시간 천천히 움직일 때 쓰이는 근육이기 때문에 '지근'이라고도 한다. 우리가 치킨을 먹을 때 가장 선호하는 부위인 닭다리는 적근 비율이 높아 색이 불그스름하다. 그러나 가장 살이 많은 가슴살 부위는 백근 비율이 적근에 비해 7:3 정도로 높아, 하얗고 먹기에 뻑뻑하다. 사람의 몸도 마찬가지다. 당신의 몸에 근육을 만든다면, 백근과 적근 중 어떤 근육을 더 많이 만드는 것이 좋을까?

백근

백근은 혈류 공급이 적근에 비해 덜하여 백색에 가깝다. 순간적으로 큰 힘을 내는 데 특화되어 있다. 붉은 색소 단백질인 미오글로빈 $myoglobin$이 적어서 희게 보이며, 미토콘드리아의 수도 적다. 수축이 빠르게 일어나 순발력 있고 폭발적인 힘을 발휘하거나 근력이 필요한 활동에 사용되며, 낮은 강도의 활동에서는 활성화되지 않는다. 무산소성 대사 능력이 크기 때문에, 운동 강도가 높으면서 산소 섭취가 부족한 운동에 필요한 근섬유다. 백근은 쉽게 피로해지는 경향이 있으므로 장거리 종목보다는 단거리 종목과 역도 등에 적합하다.

나이가 들어도 젊고 건강한 신체를 유지하기 위해서는 백근을 키워야 한다. 나이가 들면 걸음걸이가 느려지고 보폭이 좁아지는데, 백근이 퇴화되기 때문이다. 뿐만 아니라 몸의 순발력이 떨어져 낙상사고가 많이 일어날 수 있으며, 빙판에서 넘어졌을 때 뼈가 부서지는 중상을 입을 수 있다. 때문에 노년층에게 반드시 필요한 근육이다.

20대에는 적근과 백근이 가장 활발하게 움직인다. 그 후에는 퇴화하기 시작하는데, 그 방식은 각각 다르다. 적근은 서서히 퇴화해서 70세가 되어도 오랜 시간을 걷는 데 무리 없이 사용 가능한 반면, 백근은 관리해 주지 않으면 30세 이후부터 한꺼번에 퇴화하게 된다. 따라서 나이가 들수록 백근을 키워야 한다. 백근은 온몸의 근육에 분포되어 있지만, 가장 노화되기 쉬운 곳은 다리 근육이다. 사람은 직립 보행을 하기 때문에 허벅지, 햄스트링, 엉덩이 근육과 같은 하체 근육의 중요도가 높을 수밖에 없다. 적근과 백근의 비율이 5:5 정도로 구성되어 있는데, 인위적으로 백근을 키워 주어야 상체와의 균형, 허리와 무릎 건강을 유지할 수 있다.

백근이 많은 사람이 덩치가 큰 자신의 몸에 콤플렉스를 느껴 좀 더 날씬한 몸을 가지고 싶다면, 크고 강하게 단련된 근육을 길고 가늘게 만들어 지방 연소를 도와주는 것이 중요하다. 즉, 근력 운동을 할 때 너무 과격하고 강한 힘을 쓰는 것 보다는 낮은 강도로 꾸준히 반복해 주는 것이 좋다. 또한 백근이 발달한 사람은 소화흡수력이 좋아 과식할 가능성이 높으므로 주의가 필요하며, 식이 요법을 잘 따라야 몸을 바꿀 수 있다.

적근

적근은 혈류 공급이 풍부하기 때문에 이름처럼 붉은색을 띠며, 지방을 연소시키는 것이 주된 역할이다. 장시간에 걸쳐 에너지를 내는 근육이기 때문에 적근이 많은 사람은 탄탄하고 날씬한 몸매일 경우가 많다. 적근은 뼈 가까이에 붙어 자세를 만들고, 지속적이고 반복적인 동작을 가능케 한다. 몸에 적근이 없는 상태에서 오래 지속하는 운동을 수행할 경우, 관절에 무리가 가고 염증이 생길 수 있다. 그러므로 일단 근력 운동으로 적근을 키운 후에 사이클이나 조깅, 등산 등의 유산소 운동을 해야 관절 부상을 막을 수 있다. 또한 근육에 제대로 힘이 들어가 더욱 질 좋은 적근을 갖게 된다. 거꾸로 유산소성 운동을 통해 적근을 만들려고 하는 사람들이 많은데, 이는 관절의 퇴행을 재촉하는 일이다.

장거리를 달리는 마라토너에게 발달한 근육이 바로 적근이다. 특히 여성들이 선망하는 잔근육이라고 보면 된다. 이런 근육은 겉으로 봤을 때 백근처럼 두드러지지 않으며, 몸이 균형감 있고 섬세하게 조각되어 있다는 느낌을 준다. 적근은 쉽게 만들 수 없고, 오랜 기간 트레이닝을 통해 단련되는 만큼 일단 생기면 잘 없어지지 않는다. 적근이 발달한 사람은 조금만 운동을 해도 그 효과가 남들보다 크게 나타난다. 근육도 운동 경력에 따라 혈류 이동 속도가 다르기 때문이다. 쉽게 말해, 특정 부위의 운동을 할 때 그 부위로 피가 빠르게 몰리는 펌핑 현상은 운동 경력에 따라 차이가 있다. 이 역시 관성이라고 생각하면 쉽다. 다이어트 시 무리한 식이 요법을 하다가 이런 귀중한 근육을 잃게 될 수도 있기 때문에 항상 근력 운동이 우선되어야 하고, 또 지속적으로 병행되어야 한다.

적근 섬유는 유산소 대사 능력이 크다. 약한 힘을 발휘하며 비교적 장시간 수축을 지속하는 데 적합하다. 이를테면, 한 자세를 유지하는 데 적근을 많이 활용한다. 그런데 수축이 과하게 지속될 경우, 산소를 과다 사용해서 만성적인 혈액 결핍이 나타날 수 있다. 종아리 근육 중 자세를 유지하는 데 꾸준히 영향을 주는 가제미근이나 신전근들이 적근 섬유를 많이 포함하고 있다. 이처럼 적근 섬유는 신경자극에 대한 반응이 느리고 큰 힘을 발휘하지는 못하지만, 오랜 시간 동안 반복해서 힘을 발휘할 수 있는 지구력 종목의 근섬유 형태로 적합하다.

종아리 근육에서 백근과 적근의 비율은 2:8~1:9 정도로 적근의 비율이 훨씬 높다. 적근은 짧아지는 성질, 백근은 약해지는 성질을 가지고 있다. 그래서 적근은 스트레칭으로, 백근은 강한 부하를 통해 강화하는 방향으로 트레이닝 해야 한다. 우리 몸은 어떤 부위에는 적근의 비율이 높고, 어떤 부위에는 백근의 비율이 높다. 또 어떤 곳은 반반씩 있기도 하다. 따라서 부위별로 성장시키는 방법이 다르다. 근력 운동을 하더라도 부위에 따라 자극하는 방법을 달리해야 하는 것이다. 멋진 몸의 척도이기도 한 복근의 경우 백근의 비율이 채 10%도 되지 않는다. 그만큼 엄청난 꾸준함으로 모양을 만들어야 하는 부위다. 우리가 몸을 관리할 때도 이처럼 노력과 관성이 필요하다. 자, 이제 당신은 백근과 적근 중 어떤 근육을 만들 것인가?

복근 운동

복근은 크게 상·중·하복부로 나눌 수 있다. 6개로 구획되어 있다고 해서 '식스팩(Six Pack)'이라 부르기도 한다. 가장 위쪽의 두 팩이 상복부, 중간의 두 팩이 중복부, 가장 아래쪽 두 팩이 하복부라고 생각하면 된다. 참고로 복근의 가로선을 '건획', 세로선을 '백선'이라고 부른다.

상복부 운동을 하면 상·중복부가 움직이고, 하복부 운동을 하면 상·중·하복부를 모두 움직일 수 있기 때문에, 분류할 때는 상복부 운동과 하복부 운동으로 나눈다.

복부 운동을 처음 시작할 때는 먼저 하복부 운동으로 단련하는 것이 좋다. 굳이 상복부를 먼저 해야겠다면, 윗몸일으키기(싯업, Sit Up)는 하지 않은 것이 좋다. 같이 움직이는 근육(길항근, 서로 상반되는 작용을 동시에 하는 근육)인 척주 기립근이 잘 받쳐주지 못하면, 추간판이 밖으로 밀려 허리 통증을 수반할 수 있기 때문이다. 즉 초보자가 허리 근육 없이 윗몸일으키기와 같은 상복부 운동을 지속하면, 허리에 문제가 생긴다. 물론 허리 근육이 잘 만들어지지 않은 초보자는 하복부 운동 중에도 허리에 부하가 생겨 통증을 느낄 수 있다. 그럴 때는 자세의 각도를 줄일 수 있는 방법들로 시작해야 한다. 예를 들어, 레그레이즈(Leg Raise)를 바닥에서 하지 말고 각도를 줄인 벤치에서 시도할 수도 있고, 무릎을 구부리고 하는 것도 부하를 줄일 수 있는 방법이다.

대표적으로 쉽게 따라 할 수 있는 복부 운동은 아래와 같다.

운동 종류

- **하복부 운동:** 레그레이즈, 리버스싯업(Reverse Sit Up), 시티드니인(Seated Knee In), 시티드니업(Seated Knee Up), 행잉레그레이즈(Hanging Leg Raise)
- **상복부 운동:** 싯업, 크런치(Crunch), 사이드크런치(Side Crunch)

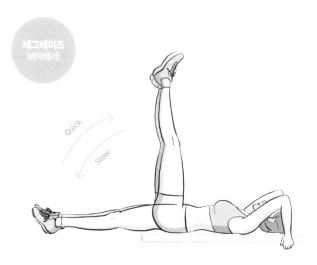

잡을 곳이 없으면, 손을 엉덩이 밑으로 넣어 실시하면 된다. 다리를 올릴 때는 빠르게(Quick), 내릴 때는 느리게(Slow)한다. 호흡은 다리를 올린 후 멈춘 상태에서 짧게 내뱉는다.

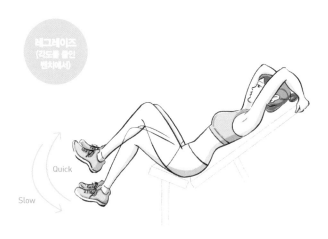

다리를 올릴 때는 빠르게, 내릴 때는 느리게 한다. 다리를 올린 후 정점에서 호흡은 짧게 내뱉는다.

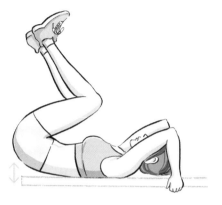

골반이 들릴 정도로 강하게 당긴다. 빠르게 당기고 난 후 호흡을 내뱉는다.

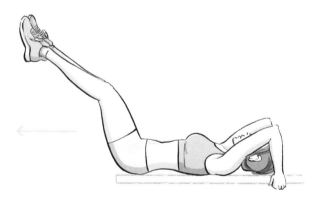

발바닥으로 벽을 밀어 준다는 느낌으로 서서히 뻗으면서 천천히 다리를 다
펴 준다.

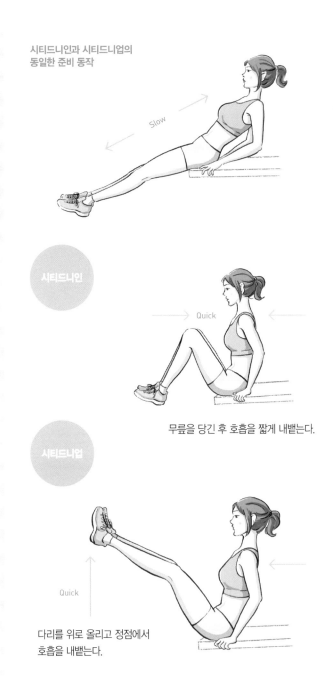

시티드니인과 시티드니업의
동일한 준비 동작

Slow

시티드니인

Quick

무릎을 당긴 후 호흡을 짧게 내뱉는다.

시티드니업

Quick

다리를 위로 올리고 정점에서
호흡을 내뱉는다.

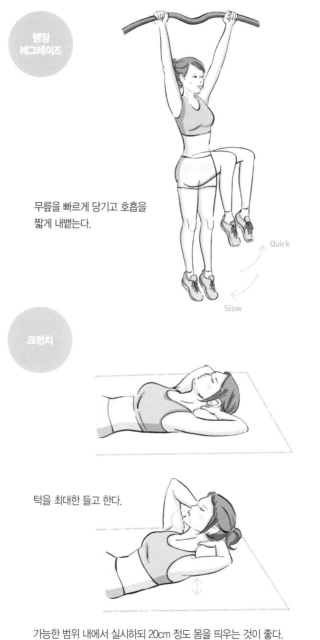

행잉
레그레이즈

무릎을 빠르게 당기고 호흡을
짧게 내뱉는다.

Quick

Slow

크런치

턱을 최대한 들고 한다.

가능한 범위 내에서 실시하되 20cm 정도 몸을 띄우는 것이 좋다.

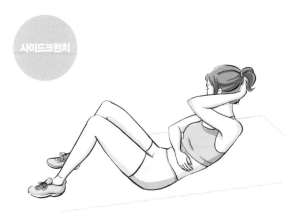

머리는 양쪽 무릎보다 밖으로 나가지 않게 한다. 크런치와 사이드크런치는 상체를 위로 올린 상태에서 근육을 비틀어 짜듯 힘을 줘야 한다. 호흡은 상체를 바닥으로 내린 후 내뱉는다. 다시 몸을 위로 올려, 1~1.5초 정도 멈춘 상태로 근육을 조이듯 힘을 주고 내려온다.

복부는 적근이 90% 이상을 이루고 있다. 또한 몸의 중심부에 있기 때문에 대부분의 동작에서 자세의 안정을 꾀하려면 복근에 힘이 들어갈 수밖에 없다. 그래서 복근이 부족한 사람들의 동작이 안정적이지 않은 것이다. 지금 당신의 배에 힘을 줘 보라. 힘이 들어가면 1단계는 통과다. 초보자가 복근을 만들기 위해서는 우선적으로 힘을 주었을 때 힘이 들어가는 것을 느끼는 것이 먼저이기 때문이다. 힘이 들어가지 않는다면, 1단계부터 시작해야 한다. 또한, 상부 쪽과 하부 쪽으로 각각 힘이 분리되어 들어갈 수 있어야 한다. 즉, 상복부 운동을 할 때는 중상복부에만, 하복부 운동을 할 때는 중하복부에만 힘이 들어가야 한다.

힘이 들어가기 시작했다면, 그때부터는 힘들게 복근 운동을 할 필요가 없다. 평소 배에 힘을 주는 연습만으로도 충분히 복근을 단련시킬 수 있기 때문이다. 코어 운동으로 알려진 플랭크Plank 같은 복부 운동도 같은 원리로 만들어진 운동이다. 복부에 힘이 들어간 후에는 복근 위에 덮여 있는 체지방만 걷어내면 된다. 이때부터는 식스팩이 선명하게 나오도록 유산소 운동과 식이 요법을 병행하는 것이 복근 운동을 지속하는 것보다 효율적이다. 복근 운동은 근력 운동 시 5~10분 정도만 해 주어도 충분히 유지 가능하도록 단련된다. 그래서 일단 힘을 주었을 때 힘이 들어가는 단계까지만 열심히 해 주면, 유지하는 것은 쉽다. 하지만 평소 열량 섭취가 많고 유산소 운동을 하기 싫어하는 사람은 겉으로 복근이 나타나기가 쉽지 않음을 명심하자.

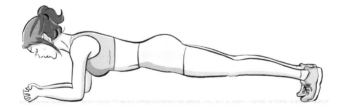

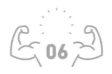

근육이 만들어지는
과정에 대하여

이 책을 쓰기로 결심한 이유 중 하나를 여기에서 말하고 싶다. 지금 나와 있는 운동 서적들의 지나친 전문성과, 읽는 사람들이 머리를 쥐어뜯을 만큼 이해하기 힘든 통계 수치와 논문 인용 때문이다. 논문은 실험 참가자 집단에 한계점이 있다. 무작정 쥐를 가지고 한 실험으로 사람의 사례를 판단할 수 없을뿐더러, 실험 참가자를 구할 때 돈을 들이거나 참가자들이 의무적으로 참여하는 경우가 있어 충성도를 이끌어 내는 데도 한계가 있다. 이 책에서 다른 논문을 인용하지 않은 이유도 그 때문이다. 자신의 건강을 위해 돈과 시간을 투자한, 20년 동안 나를 거쳐 간 수많은 충성도 높은 회원들과 함께 얻어낸 통계가 더 정확하다고 확신한다.

근육이 만들어지는 과정을 보자. 일단 우리의 근육은 '수의근隨意筋'과 '불수의근不隨意筋'으로 나뉜다. 쉽게 설명하면, 의도한 대로 움직일 수 있는 근육이 수의근이다. 골격근도 모두 수의근이다. 반대로 불수의근은 움직일 수 없는 근육, 즉 내장근, 심장근 등을 말한다.

자, 그렇다면 이제 한번 가슴 근육(대흉근, 소흉근)을 움직여 보자. 텔레비전에서 가슴 근육을 움직이는 근육맨을 보고 웃어 본 경험이 있을 것이다. 하지만 그게 정상이다. 당신의 가슴 근육은 어떠한가? 하체 근육 중 가장 큰 허벅지 근육(넙다리 네 갈래근)은 움직이는가? 등 근육은? 의도한대로 움직일 수 없다면, 다시 말해 힘이 들어가지 않는다면 퇴화된 것이다. 물론 되살릴 수는 있다. 퇴화된 근육을 살리는 것이 근육을 만드는 첫걸음이기 때문이다. 원래 있었지만 이제는 녹이 슬어 버린 근육을 살려 내는 것이 근육을 만드는 과정이다. 쓰지 않아서 방치되어 있던 근육에 활력을 불어넣어 살아 숨 쉬게 만드는 것이다.

근육을 만들기 위해서는 일단 근육에 자극을 주어야 한다. 녹이 슬어 삐걱거려도 계속 자극해야 한다. 이때, 규칙적인 반복과 더불어 정확한 자세, 호흡, 박자를 지켜야 운동이 된다. 그러지 않으면, 운동을 통한 근육이 아니라 일상생활에서 만들어지는 생활 근육과 다르지 않다. 근섬유가 찢어질 정도로 신장성 수축이 이루어져야 한다. 즉, 힘들어야 한다는 말이다.

근섬유가 찢어지면 우리 몸에 있는 면역 체계가 치료에 나선다. 운동을 한 다음 날부터 며칠 동안 근육통에 시달릴 것이다. 이때 아프다고 병원에 가게 되면, 힘겹게 수축해 놓은 근육을 풀어 버릴 근육 이완제를 처방 받을 뿐이다. 운동 과정에서 겪는 아픔을 이해해야 한다. 예고된 통증은 생각보다 참을 만하다.

이렇게 근육에 자극을 준 후 할 일이 있다. 바로 영양 공급이다. 단백질을 위주로 한 영양 공급(아미노산)이 이루어지면, 체내 근육 성장에 관여하는 호르몬(유사 인슐린 성장 인자와 테스토스테론)의 역량에 따라 근육 성장 정도가 결정된다. 보통 근육의 성장은 수면과 같은 완전 휴식 시에 이루어진다.

우리 몸에는 600여 개의 근육이 있다. 이 근육의 무게는 개인차가 있지만 체중의 1/2~1/3 정도를 차지한다. 근육은 사용이 많으면 성장하고, 사용하지 않으면 소실된다. 생활 속에서 근육을 성장시키는 것이 한계가 있다면, 당연히 근육을 관리하는 운동을 해야 한다. 그래야 노화를 멈출 수 있고, 심지어 신체 나이가 젊어질 수 있다.

근육의 생성 과정을 알기 쉽게 요약해 보자.

근육을 움직여 자극을 준다 → 근육이 힘들 정도로 지속한다 → 단백질 중심의 영양 공급을 해 준다 → 며칠 동안 통증을 겪으며 잘 쉰다 → 통증이 없어지면 다시 자극하는 과정을 반복한다

이것이 기초적인 근육 생성 과정이다. 이 과정을 꾸준히 진행하면, 어느 순간 근육베이스가 생겨 동작이 흔들리지 않고 균형이 잡힌다. 만들어진 근육이 정확한 운동 자세를 이끌어 내는 것이다. 자세가 만들어졌기 때문에 규칙적인 반복을 지속할 수 있다.

근육의 생성 과정은 우리의 삶과 매우 닮았다. '고통 없이는 성장도 없다'는 인생의 교훈을 느끼게 한다. 무엇이든 잘할 때까지 지속할 수 있는 관성만 만든다면, 못할 것이 없다. 지속력을 기르는 일은 평생

젊게 살아갈 수 있는 기틀을 마련하는 것이다.

 ## 자세가 먼저냐, 근육이 먼저냐

근력 운동을 할 때 '자세가 먼저냐, 근육(힘)이 먼저냐'를 가지고 고민할 때가
있다. 정답은 근육이 먼저다. 하지만 자세가 바르지 않은데 어떻게 힘을 키울
수 있을지 의문이 들 것이다. 그래서 어떤 부위의 근력 운동이든, 정확한 자세
이전에 따라 하기 쉬운 세미 자세(Semi Position)가 필요하다. 예를 들어, 루마
니안식 데드리프트(Deadlift)를 할 때 정자세가 나오지 않는다면, 무게 없이 내
려가는 각도를 최소화해서 움직이면 된다. 아무리 허리가 안 좋은 사람이라도
최소한의 각도로 운동한다면, 허리에 힘이 들어가도록 반복하는 것이 어렵지
않다. 그리고 근육이 조금씩 성장할수록 각도를 늘려나가자.

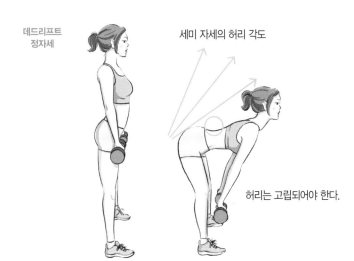

데드리프트
정자세

세미 자세의 허리 각도

허리는 고립되어야 한다.

근육의 질은
삶의 질과 비례한다

체성분 검사를 통해 근육량(골격근량)이 높게 나왔다고 해서 좋은 것만은 아니다. 체중이 무거울수록 근육량도 많이 잡히기 때문이다. 단순히 근육량이 높게 나오는 것보다 '제대로 된 교육을 받았는가'와 '근력 운동의 경력'이 더 중요하다. 근력 운동 경력은 당연히 꾸준히 반복해온 경력을 말한다. 제대로 된 교육을 받았다면, 좋은 자세와 호흡, 그리고 박자가 동반된 운동을 해왔을 것이다. 이와 같이 근력 운동을 꾸준히, 그리고 잘한다면 근육의 질이 높아진다.

질이 높다는 것은 근육의 힘이 세다는 뜻이다. 체중이 과하게 나가는 사람은 근육의 질이 높아지기 힘들다. 체지방의 압박으로 관절의 가동 범위가 좁아져 유연성이 떨어지므로, 올바른 자세에서 힘을 내기가 어렵기 때문이다. 자세가 바르지 않은 상황에서 운동을 반복할 경우 쓰지 말아야 할 근육이 사용되므로, 신체가 왜곡될 가능성도 높다. 그래서 교육을 받지 않고 혼자 근력 운동을 오래 한 사람을 가르치다 보면, 체형이 바르지 못해서 교정하는데 더 많은 시간을 할애하게 된다. 그만큼 근력 운동은 자세의 정확성을 요한다.

온몸에 근육베이스를 만드는 과정은 마치 논에 수로를 만드는 것과 같다. 비가 오면 논의 수로를 따라 물이 흐르듯이, 근육베이스가 만들어지면 어떤 동작을 시도하더라도 물 흐르듯 쉽게 수행할 수 있다. 그렇게 동작에 대한 관성이 생기면, 근육은 그 동작을 기억하게 된다. 이후 규칙적으로 꾸준히 반복하면, 근육의 질이 높아진다. 자신의 체중과 상관없이 근육에 힘이 붙는 것이다. 당연히 오래 반복할수록 근육의 내성은 성장한다. 이렇게 근육에 내성이 갖춰지면, 운동을 쉬게 되더라도 꽤 오랫동안 그 상태가 유지된다. 몸이 쉽게 망가지지 않으며, 다시 운동을 시작했을 때 곧 원래의 근육이 복구된다. 그리고 오랫동안 다져진 근육일수록 쉽게 자극을 받아서 짧은 시간에 목표 운동을 해낼 수 있는 능력이 생긴다. 시간을 절약할 수 있다는 말이다. 이처럼 근력 운동도 꾸준히 할수록 더 쉬워진다.

근력 운동에서는 2R이 중요하다. 2R은 규칙Regularity과 반복Repetition이다. 나는 10년 이상 수험생들을 대상으로 영어를 가르쳤다. 지금 하는 일과 어울리지 않는다고 생각하겠지만, 외국어와 근육을 습득하는 과정은 매우 닮았다. 외국어를 잘하기 위해서는 꾸준히 외국어를 사용해야 한다. 암기 과목을 공부하듯이 접근해서는 결과를 얻기 힘들다. 근육도 마찬가지로 꾸준히 사용해야 한다. 한꺼번에 근력 운동을 많이 한다고 해서 많은 근육이 얻어지는 것이 아니다.

가끔 이런 회원들이 있다. 초반에 엄청난 열정을 가지고 시작해 하루에 3~4시간씩 운동하다가, 다시 바쁘다는 핑계로 오랫동안 나오지 않는다. 그리고 또 반짝 열심히 한다. 근력 운동은 이렇게 띄엄띄엄 해서는 원하는 결과를 만들기 어렵다. 짧게라도 규칙적으로 반복하는 것이 중요하다. 주 3회, 하루 30분 이상은 투자해야 한다. 단, 개인차가 있고 운동 목표에 따라 조절 가능하다.

인생에서 규칙적으로 반복해도 이룰 수 없는 게 물론 있겠지만, 근육의 습득은 가능하다. 그것도 규칙적으로 반복한 시간에 비례해 그만큼 향상된다. 그래서 나는 트레이너 대상 교육이나 회원 수업을 할 때 2R을 무엇보다 강조한다. 운동을 습관으로 삼아 관성으로 만들어야 한다. 다른 것도 아니고 근력 운동을 습관으로 만든다니, 생각만 해도 몸이 무겁고 힘든 느낌이 든다. 하지만 가벼워지기 위해 잠깐의 무거움을 감당하는 것이다.

당신이 일상에서 규칙적으로 반복하고 있는 것들을 생각해 보자. 먹고, 자고, 씻는 행위는 누구나 하는 일이다. 여기에 근력 운동을 끼워 넣어 보자. 월수금 또는 화목토도 좋다. 매일 할 수 있다면 더 좋다. 할 수 있는 시간을 정해 보자. 매일 할 경우, 한 달만 제대로 된 교육을 받으면서 규칙적으로 반복해 보자. 주 3회 운동을 한다면, 2~3개월 정도 지속해 보자. 이후부터는 더 이상의 잔소리가 필요 없다. 몸이 말해 주기 때문이다. 당신은 변화된 몸에 전율을 느끼고, 건강해지는 느낌과 더불어 힘이 생길 것이다. 중간에 근육이 성장하며 생기는 통증만 견뎌낼 수 있다면, 그것이 성장의 신호라는 것만 받아들인다면, 그것만으로도 성공이다.

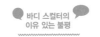
시간은 누구에게나 소중하다

내 회원들은 정말 바쁜 분들이 많다. 스마트폰 달력에 스케줄을 저장하는 것을 보고 있노라면 입이 딱 벌어진다. 물론 나도 마찬가지로 바쁘다. 어떤 때는 아침 8시부터 밤 9시까지 일정이 꽉 차 있다. 하지만 일하는 것이 즐겁다. 돈을 번다는 것보다 좋아하는 일을 하면서 사람들에게 보람을 준다는 점 때문이다. 여러 회원들과 만나 운동도 하고 삶에 대해 논하며, 자식 걱정을 같이 하기도 한다. 좋은 책을 서로 소개해 주며, 상대방의 걱정거리에 대해 위로하기도 한다. 종일 내 회원이자 지인인 그들과 담소를 나누다 보면 퇴근 시간이 다가온다. 가끔 수업이 취소되거나 수업과 수업 사이에 시간이 비면, 그 시간들이 지루하게 느껴진다. 끊임없이 일정을 소화해내는 관성 때문이다.

몸이 빠르게 좋아지는 회원들의 특징은 단순하다. 그들은 약속을 잘 지킨다. 약속한 시간에 어김없이 온다. 그 사람들과의 수업은 한결 더 가볍다. 자발적이고 적극적으로 운동에 임하므로 잔소리가 필요 없기 때문이다. 반면, 약속을 잘 어기는 회원들도 가끔 있다. 이러한 분들은 몸이 쉽게 좋아질 수 없다. 어렵사리 수업을 진행하게 되더라도, 잔소리가 필요하기 때문에 약 2배의 에너지가 소모된다. 성향 혹은 환경의 문제일 수도 있다. 어쨌든 나는 최선을 다한다. 회원들이 꿈꾸는 몸을 만들 수 있도록 모범 답안을 끊임없이 제공한다. 그리고 늘 말한다.

"규칙적인 반복만이 최고의 결과를 낼 수 있습니다."

바쁜 일정 속에서도 건강관리를 위해 기꺼이 시간을 내는 사람들. 이들을 위해 내가 해줄 수 있는 것은 최선의 프로그램과 열정이라고 생각한다.

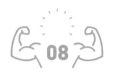

근력 운동의
10가지 장점

근육은 뼈를 보호하고 견인해 주는 역할을 하며, 뼈와 관련된 질환을 예방한다

근육을 만들어야 하는 가장 큰 이유 중 하나이다. 뼈로 이루어진 관절은 사용할수록 노화가 진행된다. 그러므로 관절의 충격을 최소화할 수 있는 보호 장비인 근육이 필요하다. 예를 들어 당신이 무릎 관절을 보호하고 싶다면, 허벅지 근육을 만들어야 한다. 허벅지 근육은 무릎으로 가는 충격을 대신 흡수해 줄 것이다.

약해진 관절을 계속 사용할 경우 염증으로 인한 통증이 생긴다. 이를 막기 위해서는 근육을 만들어 강해지는 방법 밖에 없다. 근력 운동은 관절을 지지해 주는 건이나 인대 등을 함께 강화하므로 관절을 보호할 수 있는 힘을 만들어 준다. 정형외과에서 수술을 받아야 하는, 모든 뼈와 관련된 질환 또한 근력 운동으로 예방할 수 있다. 설사 수술 선고를 받았다 하더라도 근력 운동을 통한 재활 치료가 가능하기 때문에 경우에 따라 수술을 피할 수도 있다. 대부분의 의사가 수술을 권하는 이유는 훌륭한 운동 전문가들을 모르기 때문이다.

혈관 계통의 질환이 개선되며, 잔병이 사라진다

근력을 강화시키는 것만으로도 각종 혈관 질환과 당뇨 등을 예방하고 치료할 수 있다. 특히 하체 근육은 전체 근력의 70~80%를 담당할 정도로 힘을 발현할 수 있고, 섭취된 탄수화물을 에너지로 사용하여 포도당을 분해하며, 남은 포도당을 근육 내에 저장하여 대사증후군을 예방한다. 하체 근력이 부족하면, 고혈압이나 고지혈증 같은 질병이 생긴다. 그러므로 혈관 계통의 질환을 막기 위해서는 허벅지와 엉덩이, 종아리 근육을 만들어야 한다.

애주가들이 근력 운동을 규칙적으로 하면, 주량이 늘어 취하지 않는다는 연구 결과도 있다. 어찌 보면 주량이 느는 것을 근력 운동의 부작용으로 볼 수도 있다. 어쨌든 이는 순환 능력이 향상된 것이기 때문에 몸에 바이러스가 침투하더라도 무력화시킬 수 있는 면역이 생긴다는 걸 의미한다. 따라서 근력 운동을 꾸준히 하는 사람은 감기도 잘 걸리지 않는다.

근육이 많은 사람은 신진대사가 활발하다

신진대사가 활발해지면, 똑같이 먹어도 살이 덜 찌는 체질이 된다. 대사량이나 대사율이 높아지면, 체내 기관들이 분주하게 움직여서 그만큼 많은 에너지를 소비할 수 있는 능력을 갖추게 된다. 즉 체지방이 붙을 확률이 줄어드는 것이다. 근육은 살아 숨 쉬므로 근육의 질이 좋아질수록 에너지 효율은 높아질 수밖에 없다. 또한 근력 운동을 꾸준히 하는 사람은 무엇을 먹더라도 근육이 될 확률이, 그렇지 않은 사람에 비해 높다. 어쩌다 과식을 하더라도 믿는 구석이 생기는 것이다.

근력 운동은 성장 호르몬을 증가시켜 동안 외모를 만든다

어떤 사람은 성장 호르몬이 키의 성장에만 영향을 주는 것이라 생각한다. 성장 호르몬은 죽을 때까지 계속 분비되는 호르몬으로, 노화를 겪으면서 줄어든다. 『젊음은 나이가 아니라 호르몬이 만든다』(안철우, 비타북스, 2017)를 보면, 성장 호르몬은 20세를 정점으로 하여 10년 단위로 14.4%씩 감소한다고 한다. 하지만 꾸준한 근력 운동으로 성장 호르몬을 증가시킬 수 있다. 성장 호르몬이 가장 많이 분비되는 시점은 밤 11시부터 새벽 2시 사이라고 하는데, 근력 운동은 이때보다 더 많은 양의 성장 호르몬을 만들어 낸다.

이러한 근력 운동은 근육을 만들어 노화를 막아 준다. 심지어 젊었을 때보다 근력이 좋아질 수 있기 때문에 젊음을 되찾을 수 있다. 노화가 무엇인가? 전에 할 수 있었던 동작을 힘에 부쳐 하지 못하게 되는 것이다. 그러나 운동을 열심히 하면, 젊을 때도 하지 못했던 동작들이 근력의 성장으로 가능해진다. 예를 들어, 턱걸이Chin-Up, 팔굽혀펴기Push-Up, 평행봉Dips 같은 자기부하 운동이 가능해지면서, 외모뿐아니라 신체 능력에 대한 자신감도 높아진다.

몸에 라인이 생겨 멋있고 아름다워지며, 우울증을 예방할 수 있다.

체지방과 함께 근육도 빠지는 유산소성 운동만 할 경우 체중을 줄일 수는 있으나, 몸의 아름다운 선을 살리기는 힘들다. 즉 살이 빠져도 보기 좋은 몸이 될 수 없다. 당신이 선호하는 형태의 몸을 만들면서 체중을 감소시키려면, 반드시 근력 운동을 병행해야 한다. 온몸에 근육베이스를 만들어 주면 조화로운 외모가 완성된다. 특히 근력 운동은 부분적인 콤플렉스를 극복할 수 있는 유일한 방법이다. 예를 들어, 엉덩이가 처졌을 때 대둔근과 중둔근 운동을 하면 좋다.

같은 이유로 근력 운동은 여성의 우울증을 예방할 수도 있다. 산후 우울증과 갱년기 우울증의 원인은 대부분 마음에 안 들게 변한 외모와 건강 상태 때문이다. 근력 운동을 통해 외모를 유지하거나 개선하고 건강한 상태로 되돌린다면, 우울감도 막을 수 있다. 꼭 이러한 상황이 아니더라도 규칙적인 근력 운동은 삶에 에너지를 충전해 준다.

근력 운동은 평생 지속할 수 있다

어떤 운동이라도 지속하지 않으면 결과를 만들 수 없다. 규칙적으로 반복할수록 몸이 다져지고 외모가 균형 있게 발전하기 때문에 근력 운동이야말로 지속할 수 있는 동기를 갖기에 충분하다. 좋아진 외모를 유지하기 위해서라도 꾸준히 할 수밖에 없다. 근육베이스를 만드는 과정까지만 잘 진행한다면, 곧 셀프 트레이닝 능력도 생길 것이다.

힘이 좋아진다

근력 운동은 물리적인 힘이 좋아지면서 체중은 줄어들게 만드는 유일한 운동이다. 체중과 함께 힘도 빠지는 운동을 하면, 당연히 다시 먹게 될 수밖에 없다. 결국 요요현상이 일어난다. 단순히 체지방만 제거하는 다이어트가 성공하지 못하는 요인이 여기에 있다. 힘은 체중에서 나오는 것이 아니라, 근육의 질과 유연성 향상으로 만드는 것이다.

신체 콤플렉스를 극복하게 한다

엉덩이가 처졌거나, 어깨나 등이 굽었거나, 팔뚝 살이 늘어졌거나, 오다리 또는 안짱다리이거나, 이외에도 많은 콤플렉스들을 극복할 수 있는 것이 근력 운동이다. 마른 사람과 비만인 사람 역시 마찬가지다. 신체 콤플렉스의 극복은 상당한 자신감을 불어넣어 줄 것이다.

스포츠나 레저 활동에 큰 도움이 된다

나이가 들수록 스포츠나 레저 활동 참여도가 줄어든다. 선에는 가능했던 동작들이 노화를 겪으며 불가능해지기 때문이다. 구체적으로 말하면, 백근이 소실되어 순발력이 떨어지는 것이다. 근력 운동을 통해 유연성과 순발력을 기르면, 스포츠나 레저 활동에서의 경기력을 유지하고 향상시킬 수 있다. 지금 하고 있는 스포츠나 레저 활동을 평생 지속하길 원한다면, 근력 운동이 기반이 되어야 한다.

자신감을 넘어 자존감이 생기며, 그로 인해 인생이 바뀐다

운동을 지속하면서 없었던 힘이 생기고 외모가 바뀌면, 자신감과 자존감이 높아진다. 이러한 변화는 학업이나 직장 업무에서도 성취 동기를 유발하고, 원활한 대인관계로 이어질 수 있다. 부분 성형을 통해 외모 콤플렉스를 극복한 사람들의 이야기를 들어 보았을 것이다. 하물며 근력 운동을 통해 건강하게 전신을 성형한다면, 어찌 자존감이 생기지 않겠는가.

꿈꾸던 몸을 만들어 보라. 당신의 인생이 송두리째 바뀔 것이다.

효과 좋은
다이어트 방법의
공통분모

나는 자신의 몸에 대해 불평하는 사람들에게 이렇게 말한다.

"You are what you eat."

지금의 당신은 당신이 먹은 것의 결정체다. 진실로 사람은 무엇을 먹느냐에 따라 달라진다. 음식이 사람의 몸뿐 아니라 성격까지도 바꿀 수 있다. 그만큼 음식은 운동만큼 중요한 이슈이다. 이제부터 근력 운동과 어울리는 식이 요법에 대해 알아보자.

살아가면서 다이어트를 시도해 보지 않은 사람은 별로 없을 것이다. 다이어트는 늘 주목 받는 이슈다. 운동, 식품, 제약, 심지어 화장품이나 의복에 이르기까지 이 이슈를 통해 산업 성장을 도모할 정도로 관심을 끌기에 충분한 키워드다. 다이어트는 다수의 이목을 집중시키는 중요한 영역임이 분명하다.

지금까지 많은 다이어트 방법들이 이번엔 진짜라는 듯이 사람들을 우롱해 왔다. 다이어트가 간절한 사람들에게 "노력하지 않아도 몸을 만들 수 있다"는 달콤한 말로 지푸라기를 던졌다. 당연히 지푸라기로는 늪에 빠진 사람을 건질 수 없다. 튼튼한 동아줄이 필요하다. 그러나 간절함으로 심신이 미약해진 사람들은 자신도 모르게 지푸라기를 동아줄로 착각하고 잡아챈다. 하지만 더 깊은 늪 속으로 빨려 들어갈 뿐이다.

한때 유행했던 다이어트 방법들을 떠올려 보자. 원푸드 다이어트, 황제 다이어트, 덴마크 다이어트, 1일 1식, 간헐적 단식, 고지방·저탄수화물 다이어트, 이외에도 각종 과일 다이어트나 디톡스 다이어트가 있다. 그런데 이러한 다이어트 방식들에는 공통분모가 있다. 바로 탄수화물을 제한하는 것이다. 과일의 경우 과당이 들어가 있지만, 정제된 탄수화물은 아니다. 즉 정제된 탄수화물을 제한하는 게 핵심이다.

주변에서 볼 수 있는, 정제된 탄수화물의 대표 주자가 바로 흰쌀과 밀가루다. 쌀밥은 우리의 주식이고, 밀가루는 면이나 빵에 들어가는 필수 재료다. 가장 자주 접하게 되는 음식들이다. 이를 최소한으로 섭취하거나, 다른 식품으로 대체하고 섭취를 금하는 것은 분명 쉽지 않다. 개인적으로는 섭취를 금하기보다 조금씩 줄여 나가는 방법을 권하고 싶다. 당장 끊어버리는 것은 피로감을 줄 수 있기 때문이다. 1일 1식이나 간헐적 단식에서처럼 탄수화물을 먹을 수 있는 시점을 정하는 것도 하나의 방법이 될 것이다.

3대 영양소 중 우리 몸의 구성 성분이 아닌 것이 하나 있다. 바로 탄수화물이다. 그렇다면 우리가 섭취한 탄수화물은 어디로 갔을까? 탄수화물은 에너지원으로 쓰인다. 다 못 쓰고 남은 탄수화물은 지방으로 변환된다. 그래서 자기 전에 먹으면 잉여 에너지가 되어 지방으로 축적될 가능성이 높다. 정제된 탄수화물이 소화·흡수되는 데 걸리는 시간은 보통 4시간 이상이다. 그러므로 잠자기 4시간 전부터는 탄수화물을 금하는 것이 좋다. 예를 들어, 밤 11시에 취침한다면 저녁 7시 이후부터는 탄수화물을 먹지 않는 것이다. 더 나아가, 소화·흡수가 된 후에도 잉여 에너지가 될 수 있기 때문에, 탄수화물을 금하는 시간을 점점 늘려나가 보자. 잠자기 5시간 전, 6시간 전, 이런 식으로 시간을 늘리는 훈련을 하면, 다이어트에 도움이 된다. 한편, 저녁 식사는 단백질 위주로 먹는 것이 좋다.

■ 탄수화물 금지 시간표

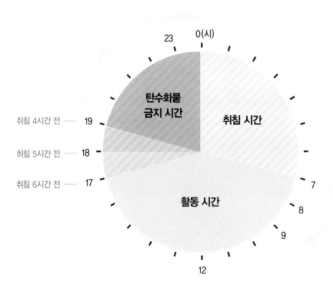

최소한 취침하기 4시간 전부터 탄수화물을 금하는 것이 좋다. 익숙해지면 5시간 전, 6시간 전으로 늘려 나간다. 물론 취침 시간도 탄수화물 금지 시간에 포함된다.

운동과 병행하는 다이어트만이 성공할 수 있다

운동이 포함되지 않은 다이어트를 하는 사람들이 의외로 많다. 다이어트의 목표는 대부분 체중 감량일 것이다. 그러나 운동과 병행하지 않고는 당연히 성공할 수 없다. 이렇게 말하면 "나는 운동을 하지 않는 다이어트로 10kg이나 뺀 적이 있는데 무슨 소리죠?"라며 반문할 수도 있다. 그렇다면 되묻고 싶다.

"지금도 그 체중을 유지하고 있나요? 얼마나 되셨죠?"

혹시 유지하고 있다면, 체중을 줄인 후 얼마 지나지 않았을 거라고 확신한다. 또는 몸이 약해졌을 것이다.

지금까지 유행한 다이어트 방법들은 대부분 근육 손실을 수반했다. 뼈를 보호하는 골격근을 감소시키므로 관절도 약하게 만들었다. 가끔 '단백질 파우더를 먹으면 근육량을 보존할 수 있다'고 하는 광고도 있다. 체성분 검사를 할 때 비만자들의 근육량이 높게 나오는 것이나, 단백질 파우더를 먹고 근육량이 보존되는 것이나 같은 맥락이다. 운동을 통해 만들어진 근육만이 근육의 질을 높일 수 있으며, 그 질 좋은 근육만이 제대로 된 힘을 낼 수 있다. 즉, 뼈를 보호할 정도의 골격근은 운동으로 다져야만 생긴다.

단순히 식이 요법으로만 몸을 만들면, 결국 요요현상이 찾아온다. 어김없다. 하지만 사람들은 요요현상의 원인을 자신의 인내심 부족으로 몰아간다. 그도 그럴 것이, 다이어트 후 갑자기 식욕이 넘쳐나 계획보다 많이 먹었을 것이다. 체중 감량 과정에서 빠져나가는 근육이 뇌세포에 존재하는 식욕 증가 호르몬인 그렐린을 자극하기 때문이다. 그리고 우리의 뇌는 "몸에서 근육이 빠져나가고 있다. 식욕을 증가시켜 몸을 보호하라!"는 명령을 내린다. 즉, 참을성이 부족해서 식욕 억제에 실패한 것이 아니라, 호르몬의 변화로 실패한 것이다. 우리 몸의 항상성 기전이 몸을 보호한 결과다. 이 사실을 모르는 대부분의 사람은 자연스럽게 식욕을 억누르지 못한 자신을 자책하면서 요요현상을 받아들인다. 그리고 '다음번 다이어트 때는 정말 잘 참겠노라' 다짐한다. 그러나 방법을 바꾸지 않는다면, 다이어트를 또 해도 마찬가지다. 이러한 악순환의 반복은 몸을 점점 더 약하게 만든다.

다시 한 번 강조하지만, 운동과 병행하는 다이어트만이 성공할 수 있다. 그것도 유산소성 운동이 아닌, 근력 운동을 해야 성공한다. 그래야 근육의 양과 질을 모두 보존할 수 있다. 질 좋은 근육은 신진대사를 활발하고 원활하게 만들기 때문에 체중이 줄어도 몸이 약해지는 것을 막아 준다. 이렇게 규칙적인 근력 운동을 생활화할 수 있다면, 일상이 활력으로 가득 찰 것이다. 근력 운동을 포함한 다이어트로 체중은 줄이고 힘은 더욱 강하게 만들자.

다이어트 약 광고

요즘 '다이어트 하지 말고 ○○○하라'는 광고가 있다. 고도 비만인 모델이 열심히 운동하면서 "더 이상 힘들게 운동하지 말고 ○○○하라"고 조언한다. 나는 이 광고가 제일 싫다. 안타까운 것은 이 광고를 내보낸 회사가 엄청나게 성장했다는 사실이다. 간절한 사람들의 마음을 더 약하게 만드는 이런 회사가 성장하는 세상, 아직도 갈 길이 멀다는 생각이 든다.

'힘들게 운동하지 말고 약을 드세요.'

병원이나 한의원에서도 이런 문구를 자주 발견한다. 자, 우리 마음을 가다듬고 이 문장을 한번 또박또박 읽어 보자. 건강한 체중 감량을 위해 옳은 일이라고 생각되는가? 마치 "힘들게 공부하지 말고 옆 사람의 답안지를 베끼자"라고 말하는 것과 같다. 만약 당신의 자녀가 다이어트를 한다고 해도 그렇게 말할 수 있는가? 분명 나만 이렇게 생각하지는 않을 것이다.

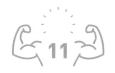

우리의 몸을
하수구로 만드는
탄수화물

매운 라면을 처음 먹었던 날이 기억난다.

"아니, 이걸 사람이 먹으라고 만든 거야?"

매워도 너무 매웠다. 장이 꼬이는 듯한 느낌이 들 정도였다. 그런데 참 맛있었다. 항문이 불타는 듯한 느낌도 잠시, 곧 매운 라면에 적응했다. 그로부터 세월이 많이 지났다. 이제 그 매운 라면은 보통의 매콤함 정도로 느껴진다. 내 위장이나 항문은 더 이상 그 라면을 먹었다고 요란하게 반응하지 않는다.

이처럼 사람들은 점점 더 자극적인 것에 무뎌지게 된다. 먹는 것도 마찬가지다. 이전의 자극으로는 만족하지 못한다. 현대에는 각 나라에서 들어온 별의별 먹을거리로 가득하다. 그 속에서 사람들은 더 맛있고, 더 큰 만족을 얻을 수 있는, 더 많은 먹을거리를 원하고 있다. 하지만 평생 우리 몸이 이를 다 받아들일 수 있을까? 언젠가는 위장에도 노화가 시작된다.

탄수화물이 다량 섭취되어 혈당이 올라가면, 췌장에서 인슐린이 분비되어 혈관 청소를 시작한다. 하지만 너무 많은 탄수화물이 밀려들면 어느 순간 청소 의지가 꺾인다. 소화, 흡수, 분해를 해야 할 장기들도 너무 많은 작업량으로 인해 제 기능을 하기 힘들어진다. 장기들(위장, 대장, 소장)의 작업 환경이 엉망진창이 된다. 몸이 하수구와 같은 악취를 풍기지만, 처치 곤란한 탄수화물이 또다시 쳐들어온다.

회원들에게 탄수화물을 제한하는 과정에서 나는 이런 말을 한다.

"더 이상 몸을 하수구로 만들지 마세요."

자극적인 음식들은 장기들을 훈련시켜 적응하도록 만들지만, 기능을 빠르게 퇴화시킨다. 지금이라도 탄수화물 위주의 식단에서 벗어나 장기들에도 쉴 수 있는 시간을 주어야 한다. 그리고 잉여 에너지의 축적으로 몸이 무거워지는 것을 막아야 한다. 몸속이 깨끗해지면 몸밖도 깨끗해진다. 반대로 몸속이 더러워지면 피부도 지저분해진다.

바디 스컬터의
이유 있는 불평

먹방 프로그램은 19세 관람가로

텔레비전을 보다가 정말 의아한 프로그램을 보게 되었다. 인기 연예인 출연자들이 나와서 계속해서 먹으러 다니는 프로그램이다. 일명 '먹방'이다. 식사를 하고, 연달아 다른 식당에 가서 또 식사를 하는 구성이었다. 촬영은 시간 간격을 두고 했겠지만, 과식을 넘어 폭식을 반복하는 모습을 여과 없이 보여주었다. 그 프로그램이 15세 관람가라는 점에서 청소년들에게 잘못된 식습관을 만들어 줄 수 있을 것 같아 안타까웠다. 이 프로그램을 기획하고 만드는 제작자의 의도가 무엇인지는 알겠으나, 흡연 장면이 방송에서 사라진 것과 같이 비만을 조장할 수 있는 이러한 영상들은 19세 관람가로 하는 것이 옳다고 생각한다.

우리는 여전히 안전 불감증인 세상에서 살아가고 있다. 분명 출연자 중 누군가의 건강에 이상이 생긴다면 방송은 중지될 것이고, 여론의 뭇매를 맞을 것이다. 물론 그 전에 이 방송을 보는 시청자의 상당수가 먹방을 흉내 낼 것이다. 누군가는 흉내로 끝나는 것이 아니라, 탄수화물 중독이나 고도비만자가 될 지도 모른다. 최소한 프로그램의 시작과 끝에 무조건 따라 하지 말라는 경고문이라도 표시해야 하지 않을까?

기회의 창이
열렸을 때 먹어라

근력 운동을 포함한 다이어트를 할 때, 먹는 시점도 매우 중요하다. 다이어트라고 하면 무조건 칼로리 섭취를 줄여야 한다고만 생각할 수 있다. 하지만 잘 먹지 않는 다이어트는 오래 할 수 없다. 그래서 먹는 시점을 잘 계획해야 한다. 꼭 먹어야 할 시점 중 '기회의 창'이 열렸을 때 먹는 것이 중요하다.

힘든 트레이닝이 끝나면, 신진 대사를 하고 근육을 움직이는 데 필요한 에너지원의 대부분이 고갈된다. 이때 우리 몸은 고갈된 에너지를 다시 채우기 위해, 음식물이 최대한 몸속으로 흡수되도록 모든 기능을 동원한다. 이 시점을 가리켜 기회의 창이라고 한다. 바로 이때 음식 섭취를 해야 한다.

그렇다면, 어떤 음식을 섭취해야 할까? 바로 탄수화물과 단백질이다. 탄수화물을 섭취해야 하는 이유는 운동을 통해 에너지가 고갈되면, 몸속의 단백질을 에너지로 쓰게 되므로 단백질로 구성된 근육이 손상을 입을 수 있기 때문이다. 따라서 운동 후에는 에너지가 부족하기 때문에 흡수가 빠른 탄수화물을 섭취해야 에너지로 바로 사용할 수 있어, 근육 손상을 최소화할 수 있다. 특히 자극적이지 않은 단순 탄수화물이 좋다. 탄수화물은 단순 당으로 분해되어야 체내로 흡수되는데, 복합 탄수화물의 경우 당을 쪼개는 과정이 포함되기 때문에 분해되는 속도가 느려서 흡수도 느리다. 반면, 단순 탄수화물은 흡수가 빠르기 때문에 금방 허기를 채울 수 있다. 그러므로 설탕이 들어있는 단순 탄수화물이 먹고 싶다면, 아껴 두었다가 근력 운동 후에 먹는 것이 좋다.

단순 탄수화물과 더불어 단백질 섭취도 중요하다. 근육을 성장시키기 위해서는 근육의 재료인 단백질이 필요하기 때문이다. 과한 부하와 점증되는 부하의 근력 운동을 통해 자극을 주고, 필요한 영양분을 넣어 다시 회복시켜야 한다. 그 후 적절한 휴식을 취하면, 근육이 성장한다.

제대로 된 체중 감량을 원한다면 반드시 기회의 창이라는 골든타임을 놓치지 말아야 한다.

부분 비만을
해결할 수 있는
운동과 식이 요법

앞에서도 부분 비만에 대해 잠깐 언급했다. 부분 비만은 해결할 수 없다는 연구 결과도 있지만, 나는 현장에서 20년간 트레이닝을 하면서 수도 없이 많은 사람들의 부분 비만을 해결해 왔다.

부분 비만 해결 방법은 간단하다. 근력 운동을 통해 빼고 싶은 부위를 탈진Burn~out시키는 것이다. 그리고 그 부위의 에너지가 고갈되어 기회의 창이 열렸을 때, 제대로 된 영양 공급을 하지 않는 방법이다. 반대로 좀 더 성장시켰으면 하는 부위가 있다면, 탈진 후 평소보다 많은 영양 공급을 하면 된다. 구체적으로 설명하면, 먼저 근력 운동을 통해 빼고 싶은 부위의 탈진을 유도한다. 운동 후 30분에서 2시간 사이 기회의 창이 열렸을 때 영양 공급을 최소화하고, 운동한 날은 하루 종일 칼로리 섭취를 권장량의 1/2 정도만 한다. 반대로 좀 더 크게 키우고 싶은 부위가 있다면, 탈진 후 단당류와 단백질을 평소보다 많이 섭취한다. 운동한 날은 권장 칼로리의 1.5배 이상 섭취하면, 부분 성장을 만들 수 있다.

단, 부위별 운동을 할 때 주의를 기울여야 한다. 예를 들어 하체 운동을 할 때는 하체로 피가 몰려 뇌나 위장으로 가는 산소가 부족해진다. 그러면 어지럼증(빈혈)이나 메스꺼움을 느낄 수 있다.

운동 중 어지럼증이나 구토 증상을 느껴 운동을 지속하기 힘들면, 우선 하체를 위로 올리고 눕는 것이 좋다. 보통 하체 근력 운동을 할 때 이런 증상이 자주 나타난다. 즉, 순환에 문제가 생긴 것이므로 혈액을 뇌 쪽으로 보내 주어야 한다. 다른 부위에 비해, 하체에는 근육량이 매우 많다. 그만큼 많은 에너지를 써야 하기 때문에 하체 운동 시 이런 증상이 일어난다.

이를 예방하는 방법은 매우 간단하다. 일주일에 한 번 이상 하체 운동을 실시해 주면 된다. 오랜만에 하체 운동을 한다면, 처음에는 강도를 낮추어 하다가 서서히 끌어올리자. 그리고 운동을 규칙적으로 하지 못하는 사람의 경우, 다른 부위는 넘어가도 하체 운동은 반드시 진행해야 한다. 일주일에 하루만 시간을 낼 수 있다면, 하체 운동만 실시해도 좋다. 그만큼 근력 운동에서 하체가 차지하는 비중이 크다.

한편, 부분 비만 해결에 관한 실험을 한다면, 실험 참가자 역시 운동을 오래 해 온 사람이어서는 안 된다. 이미 몸이 관성을 가지고 있기 때문이다. 부분 비만을 해결하려는 사람들이 대부분 운동 경험이 없는 사람임을 고려하면, 실험 참가자 역시 같은 조건이어야 현실적인 결과를 얻을 수 있다.

수분 섭취만 잘해도
몸이 달라진다

모든 식품은 조금이라도 수분을 함유하고 있다. 따라서 무엇을 먹든 조금씩의 수분은 섭취하게 된다. 개인차가 있지만, 체중의 약 60%, 근육의 약 70% 정도가 수분으로 이루어져 있다. 인체는 어느 정도 수분의 양을 조절하는 능력이 있는데, 나이를 먹을수록 체내에 수분이 부족해진다.

수분이 부족하면, 피부가 건조해지고 탄력이 떨어지게 되는 것은 당연하다. 그로 인해, 기미, 주근깨 등의 피부 트러블이 생길 수 있고, 입술에도 각질이 쉽게 생긴다. 침 분비량이 감소해 세균이 증가하면서 입 냄새가 생기기도 한다.

수분 부족은 면역력을 떨어뜨려 건강의 적신호가 된다. 우울함, 기억력 저하, 만성피로 등을 일으키며, 안구 건조로 시력이 저하될 수도 있다. 체내에 수분과 염분이 부족하면 근육 경련이 일어나기도 한다. 그 외에도 수분은 혈액을 만드는 중요한 공급원이므로, 수분이 부족하면 건강한 피를 만들지 못해 다양한 질병에 노출될 수 있다. 농도가 짙어진 혈액이 혈관을 막아 편두통이나 어지럼증, 심할 경우 구토 증상까지 일으킨다. 그뿐만이 아니다. 체내 노폐물을 제거하는 중요한 운반체가 바로 수분이다. 요소, 나트륨, 단백질 등 체내 노폐물들이 소변으로 배출되는데, 이때 소변의 양이 600ml 이하이면 신장에 농축된 소변이 만들어져 신석(무기질과 소변의 침전물이 신장 조직에 축적되는 것)을 형성할 수도 있다. 또한, 우리가 하루에 소변을 보는 횟수가 6~7회 정도인데, 3회 이하로 줄면 우울증과 불안감이 생긴다.

다이어트와 관련해서도 수분 부족은 문제를 만든다. 수분은 열을 보유하는 기능이 커서 체온의 급격한 변화를 방지해 준다. 체온을 올리기 위해 지방을 태우는 것보다 수분을 데우는 게 훨씬 더 많은 열량을 필요로 하는 것이다. 이것은 지방이 없고 수분이 많은 사람들보다, 지방이 많고 수분이 적은 사람들이 살이 안 빠지는 이유 중 하나다.

또한 수분은 관절의 윤활유 역할을 하기 때문에 수분이 부족하면 무릎을 필두로 대부분의 관절들이 뻑뻑해져서 운동을 하는 것도 부담이 된다. 찌뿌둥한 느낌도 사실 수분 부족이 원인일 수 있다. 특히 다이어트 중에 충분한 수분 섭취를 하지 못하면, 목마름을 배고픔으로 착각해 과식을 하는 습관이 생길 수도 있다.

운동을 할 때는 땀 분비가 늘기 때문에 더욱 수분 섭취가 중요하다. 수업 시간에 회원들에게 물을 자주 마시도록 권하는데, 물 마시는 것을 힘들어하는 사람들이 의외로 많다. 습관이 안 되어 있어서 그렇다. 그래서 수분 섭취 트레이닝을 병행하기도 한다.

운동 중 수분 섭취는 15분 단위로, 한 번 마실 때 100ml 이상 마셔야 한다. 차가운 물을 벌컥벌컥 들이키는 것은 위에 부담을 줄 뿐 아니라 체온을 떨어뜨려 지방 연소를 방해할 수 있기 때문에 미지근한 물을 천천히 마시는 것이 좋다. 특히 겨울철에는 따뜻한 물을 자주 마시는 것이 건조함을 극복하는 방법이다. 생각날 때마다 물을 한잔씩 마시는 습관만 들여도 건강히 훨씬 좋아진다.

물이 항상 눈에 보이는 곳에 있어도 물 먹는 습관을 들이기란 쉽지 않다. 그래도 물을 자주 먹어서 얻을 수 있는 장점이 많기 때문에 약이라고 생각하고 항상 휴대해야 한다. 특히 운동할 때 수분 섭취는 더욱 필요한 습관이다. 그래서 자신의 물통이나 텀블러를 휴대하는 것이 좋다.

수분과 수분 속 전해질의 균형은 신체의 항상성 유지에 매우 중요하다. 원래 5대 영양소는 탄수화물, 단백질, 지방, 무기질, 비타민이라고 하는데, 요즘에는 거기에 수분을 더해 6대 영양소라 부를 만큼 수분의 중요성이 강조되고 있다. 신체의 60% 이상을 차지하고 있으니, 더 이상 말할 것도 없다. 다시 언급하지만, 물은 체중 증가와 아무런 관련이 없다. 오히려 체중을 줄이기 위해서는 물을 마셔야 한다.

누구에게나 수분 섭취는 매우 중요하다. 운동과 더불어 꾸준히 물 마시는 습관을 들인다면, 건강은 물론 외모 역시 탄력을 되찾을 것이다. 혹시 당신이 현재 겪고 있는 몸의 문제들이 수분 부족으로 인한 것은 아닌지 되돌아보라.

똑똑하게 물 마시는 요령

과유불급(過猶不及)이라는 말처럼 물 역시 과하게 마시면 탈이 난다.

먼저 체내의 수분이 증가하면, 혈액이 희석되어 혈중 나트륨 농도가 저하된다. 그 결과로 구토, 두통, 경련 등이 나타날 수 있다. 또한 신체가 수분 과잉을 인식하여 균형을 맞추기 위해 소변으로 물을 배출하려 한다. 소변을 보는 횟수가 잦아져 일상생활에 불편함을 겪고, 요실금이 생길 수 있다. 게다가 소변을 내보내는 신장에도 부담이 생겨 부종과 호흡 곤란이 일어날 수 있다.

성인의 하루 적정 수분 섭취량은 약 1L로, 8컵 정도의 양이다. 나머지는 식품으로부터 공급되며, 인체 내 대사 과정에서도 350㎖ 정도 생성된다. 즉, 하루 2L 정도 공급되는 셈이 된다. 이렇게 섭취된 수분의 65% 정도는 소변으로 배출되고, 나머지는 폐, 변, 피부를 통해 사용된다. 따라서 최소한 하루 손실량 만큼은 섭취해야 하는 것이다. 또한 운동을 규칙적으로 하는 사람이라면, 땀의 배출량을 생각해서 더 마셔야 한다.

하나 더, 카페인이 함유되어 있는 커피나 차, 음료, 알코올 등은 수분을 섭취한다고 생각하면 안 된다. 오히려 이뇨작용을 유도하므로 이런 것을 자주 마시는 사람들은 더 많은 수분 섭취가 필요하다. 근력 운동을 할 때, 카페인이 에너지를 생성하고 지방 분해를 효율적으로 도울 수는 있지만, 너무 많이 섭취하면 과한 이뇨 작용을 일으키므로 주의해야 한다.

근력 운동과
3대 영양소의 상관관계

대부분의 사람들이 탄수화물, 단백질, 지방이 3대 영양소인 줄은 알지만, 우리 몸에서 어떻게 에너지로 사용되는지는 잘 모르는 경우가 많다. 또한 음식을 섭취할 때 어떤 영양소를 어떤 시점에 먹어야 하는지에 대해 의견이 분분하여 혼란스러워 한다.

여기서는 우리가 쉽게 섭취할 수 있는 3대 영양소를 중심으로 근력 운동과의 연관성을 이야기하고자 한다.

근력 운동과 탄수화물

탄수화물이 70% 이상 함유된 음식은 주로 곡류, 서류(감자, 고구마), 당류, 과일류, 채소류이다. 우리의 주식인 쌀, 빵과 면의 재료인 밀가루가 가장 접하기 쉬운 탄수화물이다. 여기에 하나를 더 추가한다면 액상과당이다. 액상과당은 아이들이 좋아하는 대부분의 과자와 아이스크림에 들어가 있다. 과일 역시 상당량의 과당을 가지고 있는 탄수화물의 대표 식품이다.

탄수화물은 1g당 4kcal의 열량을 낸다. 탄수화물이 분해·연소되면 ATP(Adenosine Triphosphate, 에너지 대사 물질)가 생성되며, ATP를 통해 운동 시 필요한 에너지를 공급 받게 된다. 즉, ATP는 우리가 움직일 때 사용하는 에너지라고 생각하면 이해하기 쉽다. 운동을 하거나 노동을 할 때, 우리가 몸을 움직일 수 있는 동력이 탄수화물 섭취로 인해 생기는 것이다. 사실 탄수화물이 비만의 주범으로 몰려 안 좋은 것으로만 생각하기 쉬우나, 과한 섭취가 문제이지 근력 운동을 할 때는 꼭 필요한 영양소다. 그래서 운동 전에는 탄수화물 섭취가 필요하다. 특히 운동하기 바로 직전에 단당류나 이당류처럼 흡수가 빠른 탄수화물을 섭취해야 바로 에너지로 쓸 수 있다.

이처럼 근육은 단백질로 구성되어 있지만, 근력 운동을 할 때 필요한 에너지를 공급하는 역할은 탄수화물이 한다. 탄수화물이 부족하면 신체에서 에너지를 만들기 위해 체내 단백질을 분해하여 포도당(탄수화물의 최소 단위)을 만든다. 즉, 탄수화물이 부족하면 근육 내의 단백질이 고갈될 수 있다.

근력 운동의 핵심은 적절한 에너지를 공급하면서 체내의 불필요한 지방을 줄이고, 근육을 만드는 것이다. 이때 반드시 염두에 두어야 할 것이 있다. 우리 몸에서 탄수화물이 지방으로 변환되어 저장될 수 있다는 사실이다. 또한 탄수화물을 과하게 섭취하면, 혈관 청소 역할을 하는 인슐린 호르몬이 제대로 작용하지 않아 지방 분해가 억제된다. 쉽게 말하면, 지나친 탄수화물 섭취는 없던 지방을 만들고, 있던 지방을 분해시키지 못하는 것이다. 따라서 근력을 키우고 체내의 지방을 분해시킬 목적이라면, 탄수화물의 비율이 높은 식사는 피해야 한다.

눈치가 빠른 독자라면, 이제 탄수화물은 먹는 시점이 중요하다는 것을 알아차렸을 것이다. 탄수화물은 언제 섭취하는 것이 좋은지 정리해 보자.

첫째, 탄수화물은 에너지를 만드는 영양소이기 때문에 운동 전에 섭취해야 한다. 그래야 지치지 않고 운동할 수 있다. 흡수가 느린 다당류의 경우 최소 3~4시간 전에 섭취해야 에너지로 사용된다.

둘째, 흡수가 빠른 탄수화물인 단당류나 이당류(초콜릿, 바나나, 주스 등)는 운동 직전이나 운동 중에 먹으면 빠르게 흡수되어 에너지를 만들 수 있다.

셋째, 취침 전에 섭취한 탄수화물은 에너지로 사용되지 못하고 지방으로 변환될 가능성이 높다. 따라서 취침 전 4시간 동안은 섭취를 줄이거나 금하는 것이 좋다.

넷째, 과식이나 폭식처럼 지나치게 많은 탄수화물을 섭취하면 잉여 에너지가 생겨 인슐린의 파업을 유도할 수 있다. 즉, 지방이 생성된다. 한 가지 덧붙이면, 과한 탄수화물이 들어왔을 때 고생을 하는 인슐린 호르몬을 위하여 간헐적으로만 탄수화물을 섭취하는 것도 좋은 방법이다.

바디 스컬터의 건강 TIP

탄수화물을 자유롭게 먹기 위한 조건

탄수화물의 종류는 결합한 당분자의 개수에 따라 단당류, 이당류, 다당류로 나 눈다. 포도당, 과당 등이 대표적인 단당류에 속하며, 설탕, 맥아당, 유당 등은 이당류이다. 그리고 식이섬유, 녹말 등이 다당류에 속한다. 현대에는 소화와 흡수 속도에 따라 단순당과 복합당으로 나누기도 한다. 단당류와 이당류는 단 순당에 속하며, 다당류는 복합당에 속한다. 단순당은 분해 및 흡수가 빠르게 이루어지는 만큼 혈당을 빨리 높이며, 즉시 에너지원으로 사용할 수 있다. 즉, 격렬한 운동 경기나 당뇨 환자의 저혈당 증세에는 단순당이 필요하다. 하지만 과도한 단순당의 소비는 당뇨와 비만으로 가는 지름길이 될 수 있다. 특히 단 순당 위주의 식습관이 지속되면, 질병에 대한 저항력은 떨어지고 노화가 촉진 되며, 면역 능력 감소와 만성 대사성 질환, 각종 암의 원인이 되기도 한다. 반 면, 복합당은 소화 시간이 오래 걸리기 때문에 혈당 수치가 완만하게 상승하 며, 인슐린 또한 정상적으로 분비되어 몸에 무리가 없다는 게 장점이다.

혈당이 급격하게 상승하면 인슐린의 과잉 분비가 이뤄져 빠르게 저혈당 상태 에 도달하고, 다시 탄수화물을 찾게 되는 악순환이 반복된다. 그리고 인슐린이 과잉 분비되면, 체내에서 포도당을 소비하지 않아 몸속에 중성 지방으로 저장 된다. 또한 스트레스 호르몬을 분비하여 내장지방 축적을 유도한다.

복합당은 혈당 지수가 낮으며 통밀, 곡류 등이 있다. 단순당은 혈당 지수가 높 으며 밀가루, 흰쌀밥 등의 정제된 식품이 있다. 혈당 지수가 높다는 점 때문에 '흰 음식은 독'이라는 말도 있다.

탄수화물은 대부분 운동 중 에너지원으로 사용되며, 운동 강도에 비례해서 소 모된다. 휴식 시에 신체가 필요로 하는 에너지의 약 35~40%를 공급하며, 가 벼운 운동을 할 경우에는 50% 이상을 공급한다. 운동 강도가 70~80% 이상 이 되면 탄수화물이 주된 에너지원으로 작용하며, 그 이상의 강도에서는 대부 분의 에너지가 탄수화물에 의해 공급된다. 그러므로 운동을 하는 사람들은 탄수화물 섭취가 자유로울 수 있다. 취침 전에만 주의하면 에너지로 소비될 가능성이 높기 때문이다.

근력 운동과 단백질

근육의 주 요소는 수분과 단백질이다. 근력 운동 후 흡수가 빠른 단당류를 섭취하여 단백질 고갈을 막은 후 기회의 창을 이용하여 단백질을 섭취해야 한다. 주로 유제품류, 어육류, 난류, 두류에 많이 함유되어 있다. 일반적으로 체중 1kg당 0.8~1g의 단백질 섭취를 권장하지만, 근력 증대를 목표로 운동을 하는 사람이라면 체중 1kg당 2~2.5g의 단백질 섭취를 계획하는 것이 좋다.

단백질은 크게 동물성 단백질과 식물성 단백질로 나뉜다. 동물성 단백질은 소고기, 돼지고기, 닭고기, 달걀, 우유에 들어 있고, 식물성 단백질은 콩과 같은 곡류에 들어 있다.

동물성과 식물성을 구분하는 이유는 필수 아미노산과 비필수 아미노산 때문이다. 아미노산이란 단백질의 기본 단위이자 구성 요소다. 필수 아미노산은 우리 몸에서 만들 수 없거나, 만든다 해도 양이 너무 적어서 반드시 음식으로 먹어야 한다. 비필수 아미노산은 다른 아미노산을 재료로 우리 몸에서 자체적으로 만들어 낼 수 있으므로 꼭 음식으로 섭취할 필요가 없다.

일반적으로 근육 강화 및 증대를 목적으로 운동할 때는 동물성 단백질을 선호한다. 같은 양의 단백질이라도 동물성 단백질에 필수 아미노산이 더 많이 들어 있기 때문이다. 하지만 동물성 단백질을 먹을 때 포화지방도 같이 많이 먹을 수 있기 때문에 동물성과 식물성 단백질을 적절히 섞어 먹어야 한다.

단백질은 이론적으로 1g당 4kcal의 열량을 낼 수 있다. 하지만 소화나 대사 단계에서 낭비되는 에너지가 많아, 실제로 몸에서 내는 에너지의 양은 3대 영양소 중 가장 적다. 단백질을 과하게 섭취했거나 다른 영양소가 절대적으로 부족한 경우가 아니라면, 열량으로 잘 쓰이지도 않는다. 일반적인 운동을 하는 동안에는 탄수화물과 지방이 주요 에너지원으로 작용하고, 단백질은 1~2%만 에너지원으로 사용된다. 장시간 운동할 때는 에너지의 4% 정도를 공급하며, 마라톤의 마지막 구간을 뛸 때와 같이 글리코겐(포도당을 몸에 저장하기 위한 형태)이 고갈된 상태에서는 단백질 사용이 약 10% 정도까지 높아질 수 있다. 그럼에도 불구하고 단백질은 에너지 대비 포만감이 높고 근육 및 근력 형성에 좋아, 운동이나 다이어트를 하는 사람들에게 도움이 된다.

오랜 시간 운동을 하는 사람은 탄수화물을 충분히 공급하면, 단백질 절약 효과를 볼 수 있다. 즉, 운동 중에 포도당을 섭취하면 단백질 분해가 감소하여, 간의 아미노산 흡수율이 줄어든다. 하지만 글리코겐이 다 고갈될 때까지 강도 있는 운동을 하지 않는 사람들에게는 해당되지 않는다.

근육 생성을 돕는 보충제 역할을 하는 아미노산

크레아틴: 에너지를 만들 때는 단백질보다는 주로 탄수화물이나 지방을 이용하지만, 크레아틴은 아미노산 복합체임에도 불구하고 에너지를 만들어내는 물질로 유명하다. 단기간에 ATP 생성을 돕기 때문에 순간적인 순발력을 요하는 운동에서 근력 향상에 효과적이다.

아르기닌: 성장 호르몬과 같이, 근육을 강화시킬 때 필요한 호르몬 분비를 돕는 역할을 한다. 혈관을 확장시켜 근육으로 가는 혈액량을 늘리는 효과도 있다.

글루타민: 단백질을 구성하는 아미노산의 일종이다. 여러 가지 다른 아미노산으로 저장될 수 있기 때문에 다양한 아미노산 복합체를 구성하거나, 단백질 및 근육을 합성할 때 원료로 작용할 수 있다.

근력 운동과 지방

지방은 유지류, 어육류, 유제품류, 견과류에 포함되어 있는 필수 영양소다. 우리 몸을 이루는 중요한 성분으로, 뇌의 80%가 지방으로 만들어진다.

지방은 체온 유지와 장기 보호가 주요 임무이다. 그래서 다이어트를 성공한 후에 겨울을 맞이하면 이전보다 추위를 더 탈 수도 있다.

지방은 열량이 높은 만큼 비만을 일으킬 위험이 높다. 사람들이 지방을 나쁘다고 생각하는 건 지방을 너무 많이 섭취했을 때 생기는 이러한 문제 때문이다.

지방은 분자(탄소, 수소, 산소)의 이중 결합 여부에 따라 포화지방과 불포화지방으로 나눌 수 있다. 포화지방은 삼겹살, 버터, 액상 기름 등에 포함되어 있다. 불포화지방은 견과류, 등 푸른 생선 등에 포함되어 있는데, 체내에서 합성이 불가능하여 반드시 외부에서 섭취해야 한다.

탄수화물과 단백질은 1g당 4kcal의 열량을 내지만, 지방은 1g당 9kcal의 열량을 낸다. 탄수화물과 단백질에 비해 더 많은 에너지를 만들 수 있는 것이다. 때문에 근력 운동을 포함하여 에너지가 요구되는 경우 중요한 역할을 한다. 하지만 화학 구조 상 산소의 비율이 낮아서, 산화에 요구되는 산소의 양이 탄수화물이나 단백질보다 많다. 따라서 산소 공급이 제한되는 격렬한 운동에서는 비효율적인 에너지원이다. 즉, 순간적인 폭발력이 필요한 상황에서는 에너지로 쓰이지 않고, 지속적으로 오랫동안 움직일 수 있는 상황에서 주로 쓰인다. 그러므로 지방을 태우기 위해서는 근력 운동과 유산소 운동을 연이어 실시하는 것이 효과적이다.

근력을 강화시키기 위해 식이 요법을 할 때 단백질의 비율을 극단적으로 높이고, 시방의 비율을 낮게 섭취하는 경우가 많다. 그러나 이러한 상태가 장기간 지속되면, 에너지 부족으로 운동을 오랫동안 지속하기가 어려워진다. 뿐만 아니라, 몸에 저장된 지방을 분해하기 위해서도 에너지가 필요하므로 오히려 지방 분해가 원활하지 않을 수도 있다. 지속적인 운동 및 근력 강화 훈련 시에는 지방을 분해하여 충분한 에너지를 합성해야 하기 때문이다.

지방은 체내에서 흡수가 매우 느리다. 탄수화물은 먹자마자 혈당이 올라가는 반면, 지방은 혈중 농도에 반영되는 속도가 느리다. 그래서 섭취 후 1시간이 지나야 혈액 속에 나타난다. 또한 지방은 장을 지나면서도 몇 시간 동안 흡수가 지속된다. 그렇기 때문에 포만감이 오래 간다. 액상 기름이나 버터 같은 가공된 상태의 지방은 대부분 잘 흡수 된다. 그러나 견과류처럼 가공되지 않고 원형이 유지되어 있는 지방 은 일부 소화가 덜 된 상태로 대장을 지나 배설되기도 한다.

인슐린에게
월차를 주자

우리 몸의 3대 호르몬은 인슐린, 성장 호르몬, 멜라토닌이다. 인슐린 (탄수화물 대사를 조절하는 호르몬 단백질)은 혈관 청소를, 성장 호르몬은 말 그대로 성장을, 멜라토닌(뇌에서 분비되는 생체 호르몬으로 불면증 치료에 사용된다)은 수면을 유도하는 역할을 한다. 여기에 하나 더 추가할 수 있는 중요한 호르몬이 코르티솔(급성 스트레스에 반응하여 분비되는 물질. 스트레스가 발생했을 때 대항할 수 있도록 신체에 필요한 에너지를 공급한다)인데, 즉, 스트레스 호르몬이다. 코르티솔을 통해 식습관, 운동습관, 충분한 수면과 더불어 스트레스까지 잘 관리해야 건강을 지킬 수 있음을 알 수 있다. 그래서 나는 트레이닝을 계획할 때 각 회원의 4가지 호르몬 상태를 유추하여 평가하고, 설득 자료로 사용한다.

인슐린은 췌장에서 분비되어 혈액 속 포도당의 양을 일정하게 유지시키는 역할을 한다. 혈당이 높아지면, 인슐린이 분비되어 혈관을 청소한다. 인슐린이 분비되지 않거나, 분비가 되더라도 자기 역할을 못하면 당뇨에 걸릴 수 있다.

당뇨는 제1형과 제2형으로 구분되는데, 제1형은 인슐린을 전혀 생산하지 못하는 것이 원인이며, 제2형은 인슐린 기능이 떨어져 세포가 포도당을 효과적으로 연소하지 못하는 것이 원인이다. 고열량 섭취, 운동 부족, 스트레스가 원인이 되어 나타나는 당뇨는 제2형 당뇨에 속한다.

그렇다면, 인슐린의 입장에서 한번 생각해 보자. 자신의 역할을 충실히 하고 있다가, 어느 날부터 과한 탄수화물이 들어오면 갑자기 엄청난 양의 일을 소화해야 한다. 쉴 새 없이 당을 분해하면서 밤낮을 가리지 않고 일하다가 어느 순간 지쳐버린다. 그리고 기능을 상실하게 된다. 그리고 이 과정에서 탄수화물을 바로 지방으로 축적시켜 몸을 무겁게 만든다.

그러므로 우리는 한 번씩 날을 잡아서 탄수화물을 끊거나 줄이려고 노력해야 한다. 그러면 자연스레 인슐린도 휴가를 얻게 된다. 그리고 충분히 휴식한 인슐린은 다시 에너지를 가지고 정상적인 업무를 개시할 것이다.

탄수화물 섭취와 절식을
효과적으로 조절하자

우리 몸은 수분이 70%, 나머지는 단백질, 지방, 무기질 등으로 구성되어 있다. 앞에서 본 3대 영양소 중 탄수화물은 몸의 구성 성분이 아니며, 주로 에너지원으로 쓰인다. 그래서 탄수화물을 이용해 몸의 컨디션을 높이고, 근력의 향상을 꾀할 수 있도록 '탄수화물 벤딩(탄수화물을 끊는 것)'과 '탄수화물 로딩(탄수화물을 섭취하는 것)'을 실시하는 것이 좋다.

마라토너나 보디빌더들은 보통 시합 전 며칠 동안 탄수화물을 끊었다가 시합 직전에 섭취하는, 벤딩과 로딩을 한다. 3~4일 정도 탄수화물 공급을 중지하면, 우리 몸은 당연히 탄수화물을 갈구하는 상태가 된다. 이 시기에 근 손실 방지를 위해 단백질의 양을 늘려 준다. 체내 글리코겐을 최대한 고갈시키려면 운동을 꾸준히 해야 한다. 그리고 시합 직전이나 며칠 전부터 탄수화물을 조금씩 늘려 섭취하기 시작한다. 보통 2시간 단위로 섭취하는 것이 일반적이다. 이 방법을 이용하면 컨디션도 좋아지고, 몸의 벌크도 키울 수 있다.

탄수화물 벤딩과 로딩 과정을 일반인들에게도 적용할 수 있다. 단, 탄수화물을 오래 끊는 것은 건강에 해로울 수 있으므로 하루에서 이틀 정도 벤딩을 하면서 운동량을 유지해 준 다음, 적절한 휴식과 더불어 로딩해 주는 것이다. 이렇게 하면, 최상의 컨디션을 이끌어낼 수 있다. 마치 자동차의 엔진 오일을 교환해 주는 것과 같은 이치다. 이후에도 꾸준히 규칙적으로 반복하면, 근력 수준이 떨어지지 않고 좋은 상태로 지속된다.

운동을 시작하면
술을 끊어야 할까?

"운동을 시작하면, 꼭 술을 끊어야 하나요?"

회원 상담을 할 때 자주 듣는 질문이다. 운동을 시작하면 당연히 술을 끊는 것이 좋다. 술을 주기적으로 마신다면 근력 운동의 효과가 반감된다. 이러한 이유로 운동 시작을 머뭇거리는 사람들이 많다. 하지만 이렇게 생각해 보자. 근력 운동을 하면서 술을 마시는 것은 좋지 않지만, 근력 운동을 하지 않으면서 술을 마시는 것은 매우 나쁜 결과를 만들지 않겠는가. 도저히 술을 끊을 수 없다면 운동이라도 꾸준히 하자.

우리나라 사람들처럼 술을 좋아하고 한꺼번에 많이 마시는 경우도 흔치 않다. 그리고 음주는 보통 저녁 식사와 함께 즐긴다. 술 자체의 칼로리는 사실 중요하지 않다. 술로 얻은 칼로리의 절반가량은 즉시 열로 소비되기 때문이다. 하지만 간이 당을 분해하지 못하고 저혈당이 되기 때문에 배가 더욱 고파져 과식을 하게 되는 것이 문제다. 또한 알콜이 분해될 때 지방 합성을 진행하는 효소가 분비되어 음주 후에도 술밥이 생각나는 것이다.

"주기적으로 술을 먹어야 하기 때문에 근력 운동을 할 수가 없어요."

이런 말은 정말 바보 같은 소리다. 근육의 요소가 수분과 단백질인데, 술은 심한 탈수를 일으켜 근육을 파괴할 수밖에 없다. 그렇다면, 술을 마시면서도 일정 수준의 근육량을 유지하기 위해서는 근력 운동이 필수다. 그것이 그나마 건강을 지킬 수 있는 방법이다.

근력 운동을 막 시작한 애주가 회원들이 하는 말이 있다.

"운동을 시작한 후로 술이 많이 늘었어요. 잘 취하질 않아요."

그도 그럴 것이, 근육의 성장이 신진대사 능력을 향상시켰을 뿐 아니라, 술이 갉아먹는 근육을 근력 운동으로 회복시켜 놓기 때문이다.

술뿐 아니라 피자나 치킨을 끊을 수 없는 사람들도 많다. 마찬가지다. 피자나 치킨을 끊을 수 없다면, 운동이라도 시작해야 한다. 물론 이러한 음식들은 피하는 것이 가장 좋다. 그러나 정 힘들면, 일정 시간 동안만 피한다고 생각하자. 규칙적으로 반복되는 근력 운동을 통해 몸이 건강해지고 외모가 바뀔 때쯤에는 피자나 치킨 같은 음식에 대한 중독성이 대부분 사라지기 때문이다. 오히려 몸이 가벼워지고 건강해졌기 때문에 그 음식들을 쳐다보기 싫을 수도 있다. 결국 몸이 바뀌는 것은 식습관도 바뀜을 의미한다.

엉뽕 대신
힙업을 하자

튼튼한 허벅지 근육과 함께 세트로 따라오는 부위가 엉덩이 근육(둔근)이다. 앞서 하체의 중요성을 설명한 것처럼, 심혈관 질환의 대표 주자인 당뇨와 고혈압도 이 두 근육만 잘 만들어 주면 사라지게 할 수 있다. 당뇨와 고혈압이 합병증을 몰고 오는 무서운 질병들인 만큼 근력 운동을 통해 질병의 원인을 제거해야 한다.

비만자의 경우 대부분 허벅지와 엉덩이가 지방과 근육으로 이루어져 있다. 이때 다이어트를 무리하게 하면, 허벅지와 엉덩이에 있는 지방과 근육이 함께 빠져나간다. 여기서 고민이 생긴다. 특히 여성들의 경우 허벅지 두께는 줄이면서 엉덩이는 올리는 것을 원하는데, 허벅지 두께를 줄이려면 하체 운동을 한 날 절식을 해야 한다. 그러면 엉덩이 근육도 같이 빠져버릴 수 있다.

그래서 하체 운동을 실시할 때는 엉덩이 근육이 목표 부위가 되도록 트레이닝을 프로그래밍하는 것이 효과적이다. 그리고 수시로 둔근을 움직여 주어야 한다. 즉, 엉덩이에 힘이 들어가도록 근육베이스를 만든 후, 수시로 심상화 훈련Imagery을 통해 엉덩이 근육을 위로 움직여 주는 연습을 하는 것이다. 허리 운동을 할 때도 마찬가지다. 엉덩이 근육이 협력근이 될 수 있는 트레이닝을 프로그램에 넣으면 효과를 볼 수 있다.

가끔 날씬해진 여자 회원들 중에 체중을 유지하면서 엉덩이 근육을 좀 더 키우고 싶어하는 분들이 있다. 단기간에 가시적인 효과를 보려면, 엉덩이를 탈진시키는 운동을 실시한 후 탄수화물과 단백질을 적절히 섭취해 주면 된다. 다시 말해, 엉덩이 근육을 원하는 만큼 키워 준 후 다시 체지방을 줄이는 것이다. 그 과정 속에서 운동에 대한 이해가 깊어지게 된다.

예쁜 엉덩이를 위한 힙업 트레이닝

운동 종류

레그프레스(Leg Press), 스쿼트(Squat), 런지(Lunge), 와이드그립 데드리프트(Wide Grip Deadlift), 데드리프트 머신(Deadlift Machine), 힙 리프팅(Hip Lifting)

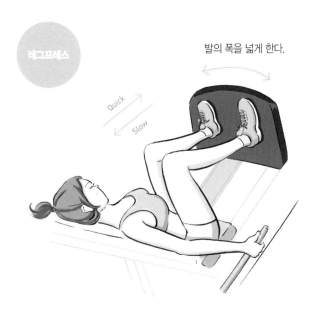

발의 폭을 넓게 한다.

레그프레스(프로용)에서 스탠스를 위로 향하게 하여 어깨넓이 만큼 벌린다. 다리를 편 후 정점에서 호흡한다. 힙업을 위해서는 파워 레그프레스 머신을 이용하는 것이 좋다.

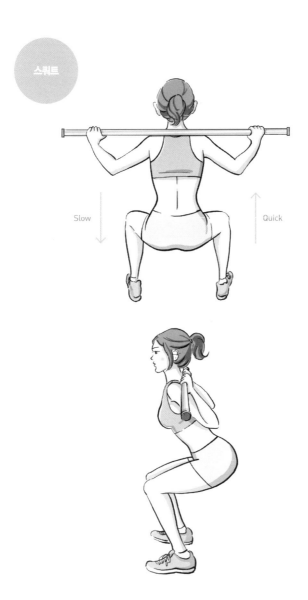

스쿼트 역시 스탠스는 레그프레스와 동일하다.

앉는 자세에서 엉덩이는 최대한 깊게 내린다. 근육이 생기면, 어느 순간부터 엉덩이가 몸을 받쳐 준다는 느낌이 든다. 일어선 자세의 정점에서 호흡을 내뱉는다.

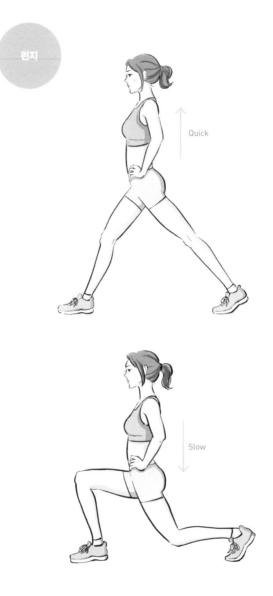

런지

Quick

Slow

워킹런지 또는 외발런지로 한다. 엉덩이에 자극을 주려면 깊게 앉아야
한다. 호흡은 상체가 올라간 후 정점에서 한다.

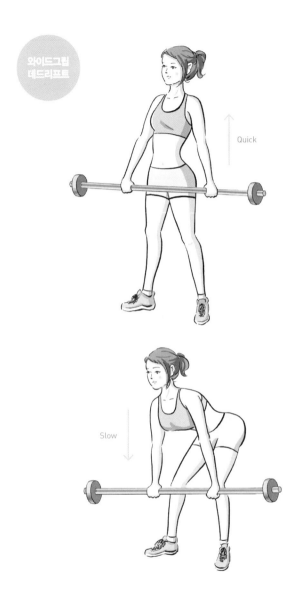

Quick

Slow

어깨를 편 자세로 동작을 진행한다. 상체가 올라올 때 엉덩이가 최대한
안으로 들어오지 않도록 한다. 호흡은 마찬가지로 상체가 올라간 후 정
점에서 한다.

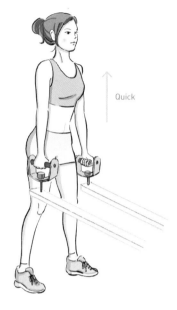

데드리프트
머신

Quick

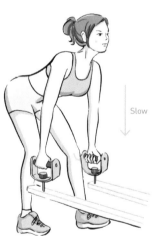

Slow

데드리프트 머신의 장점은 앞쪽에 머신이 있기 때문에 엉덩이에 힘을
주기 편하다는 것이다. 호흡과 박자는 동일하다. 머신이 없어도 고정된
곳을 잡고 데드리프트 동작을 실시하면 힙에 자극을 줄 수 있다.

힙 리프팅

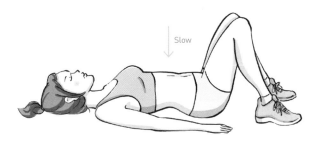

Slow

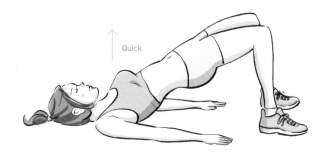

Quick

박자는 다른 동작과 동일하나, 호흡은 내려가서 내뱉는다.

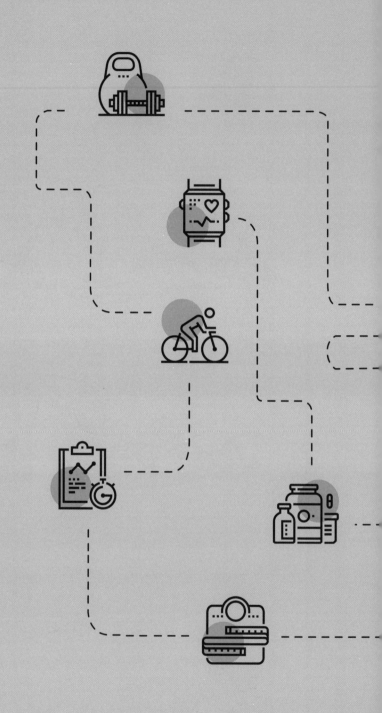

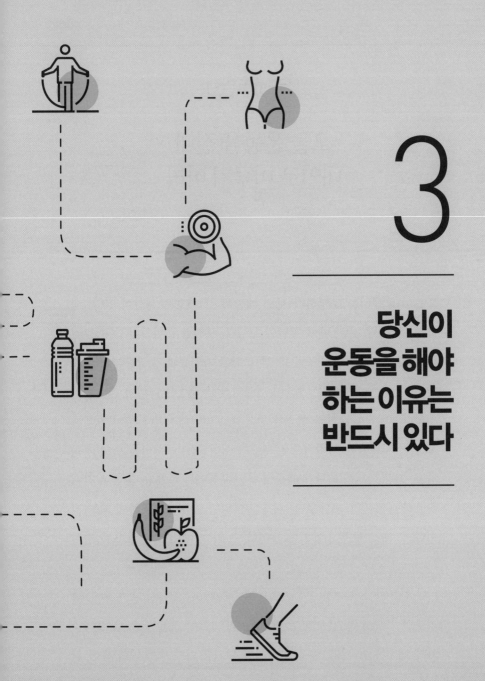

3

당신이
운동을 해야
하는 이유는
반드시 있다

오늘 운동을 절대
내일로 미루지 마라

피트니스 센터를 운영하다 보면 매출이 잘 나오는 시점이 있다. 새해 첫날, 매달 첫날, 매주 첫날이 그렇다. 출석률도 마찬가지다. 그러나 연말, 월말, 주말로 갈수록 신규 회원 가입률과 출석률이 떨어진다. 그룹 운동과 같이 스케줄이 정해져 있는 운동은 그나마 출석률이 괜찮다. 하지만 막연히 헬스를 등록하고 러닝머신이나 사이클만 하고 가는 사람들은 지속적으로 나오기 어려워한다. 재미를 느끼지 못하고, 건강을 위한 의무감 때문에 하는 운동에는 한계가 있다. 시작이 중요하긴 하지만, 제대로 된 시작이 아니면 또다시 포기하게 되는 것이다. 그래서 꾸준히 동기를 부여할 수 있는, 제대로 된 교육이 절실하다.

근육을 만들기 위한 운동은 더더욱 체계적인 교육이 필요하다. 체성분의 구성이 바뀌는 과정이기 때문에 남들이 하는 것을 보고 대충 따라 해서는 안 된다. 운동에 재미와 동기를 가지려면, 일단 몸이 원하는 쪽으로 바뀌어야 한다. 내 몸이 좋아지는 것을 직접 느끼는 것만큼 흥미 있는 과정은 없다. 하지만 재미를 느낄 수 있을 만큼 몸이 좋아지는 것은 초보자들, 특히 40대 이후에는 더더욱 어려운 일이다. 이미 몸에 노화가 진행되고 있는 상황이기 때문이다. 관절의 유연성이 저하되고 순발력이 눈에 띄게 떨어지는 시점에서, 순발력을 키울 수 있는 운동은 매우 힘든 과정이다. 더군다나 아무것도 모르는 상황에서 스스로 그 일을 해낼 수 있는 확률은 희박하다.

이렇게 보면, 제대로 된 시작이 생각처럼 쉽지 않아 보인다. 일단은 좋은 트레이너를 만나서 쉽게 시작할 수 있어야 한다. 트레이너에게서 시작과 지속의 동기를 얻고, 작은 변화라도 스스로 느끼는 체험을 해야 한다. 그러려면 당연히 훌륭한 트레이너가 필요하다. 그래서 제대로 된 트레이너 양산 시스템이 필요하다. 그야말로 어렵고, 두렵고, 소중한 운동의 시작을 반 이상으로 만들어 내고, 더 나아가 셀프 트레이너로까지 발전시킬 능력이 있는 훌륭한 지도자들이 절실하다. 이러한 지도자들이 많아야 사람들이 좀 더 편안한 마음으로 운동을 시작할 수 있을 것이다.

몸을 바꾸고 싶다면 당연히 제대로 된 교육을 받아야 한다. 상체의 고립Isolation, 호흡Breath, 박자Tempo가 먼저 몸에 배도록 해야 한다. 규칙적인 반복을 통해 체화시켜야 한다. 일단 몸이 가벼워지고, 관절의 통증이 사라지며, 쉽게 만들어지는 근육부터 생기기 시작하면, 이 운동을 계속해야 할 당위성을 갖게 된다. 무엇보다 지금까지 답이 없어 보였던 다이어트와 몸 관리 방법에 대한 확신을 갖게 된다. 이 정도가 제대로 된 시작이라 볼 수 있다. 제대로 시작했으니, 절반은 도달한 셈이다.

근력 운동은 사실 그리 힘들지 않은데, 힘들어 보이기 때문에 인기가 없다. 그리고 힘들지 않은 이 운동을 힘들게 가르치는 트레이너들이 있기 때문에 더 인기가 없어졌다. 누구나 자신이 잘하지 못하거나, 안 해본 것에 대해서는 두려움을 갖는다. 몸을 움직여야 하는 상황에서는 말할 것도 없다. 더욱이 힘들어 보이기까지 한다면, 두려움으로 인해 시작할 엄두를 내지 못한다. 몸에 힘이 없는데 힘을 만들려고 하는 것이 얼마나 어렵겠는가. 하지만 전문가가 당신의 녹슨 근육을 다시 살려 줄 수 있다. 지금 당장 운동을 시작하자.

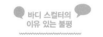

바디 스컬터의
이유 있는 불평

트레이너 양산 시스템

우리나라 트레이너 양산 시스템은 분명히 문제가 있다. 운동 관련 산업은 계속해서 성장하고 있는데, 자질을 갖춘 강사나 트레이너의 수가 절대적으로 부족하다. 그러다 보니, 자신의 몸만 키우거나 가치 없는 자격증만 취득해서 바로 교육을 하는 경우가 허다하다. 수요는 넘치는데, 공급은 절대적으로 부족한 상황이 되풀이되고 있다. 그래서 회원 입장에서는 어렵게 마음먹은 운동의 시작이 별다른 성과 없이 끝나는 경우가 많다.

누군가의 몸을 만들어 줄 때에는 그 사람에게 믿음을 줄 수 있어야 한다. 그리고 꽤 어려운 설득의 과정이 동반되어야 한다. 그만큼 트레이너의 기본적 소양이 중요하다. 평생을 가지고 갈 몸을 만드는 일인데, 공장에서 물건 찍듯이 할 수는 없지 않은가. 끊임없는 대화를 통해 장단기 목표를 함께 설정해 가며 동기가 사라지지 않도록 설득할 수 있으려면, 부단한 인성 교육은 물론 사람의 마음을 움직일 수 있을 정도의 인문학적 사고가 뒤따라야 한다. 현재 국가에서 공인해 주는 생활체육지도자 자격증으로는 전문스포츠지도사(1·2급), 건강운동관리사, 생활스포츠지도사(1·2급), 유소년스포츠지도사, 노인스포츠지도사, 장애인스포츠지도사(1·2급)가 있다. 필기시험과 구술시험을 통해 당락이 결정되며, 연수 교육을 받고, 현장 실습 1개월을 마친 후에 자격증이 발급된다. 하지만 시험 문제를 보면, 형식적인 단순 암기 방식이 되풀이 되고 있음을 알 수 있다. 연수 교육의 내용 또한 현장과의 괴리감이 존재한다.

연수 과정에서라도 대학 교수나 강사들보다는 자격을 갖추고 경험이 많은 현장 지도자가 투입될 필요를 느낀다. 자격증 과정뿐 아니라 학교 교육도 마찬가지다. 체육 교과 과정에서 근육이 하는 역할에 대해 좀 더 이해시키려는 노력이 필요하다. 그러기 위해서는 근육을 효율적으로 만들어 줄 수 있는 운동 전문가 양성 과정을 구축해야 한다. 단순히 보디빌딩을 위한 근육을 말하는 것이 아니다. '근육이 우리 몸의 질병과 부상을 예방해 줄 수 있다'는 이론적 접근을 통해 체형 교정과 더불어 삶의 질 향상을 위한 철학이 있는 교과 내용이어야 한다. 아플 때 의사를 찾아가듯이, 질병을 예방해 줄 수 있는 근육 운동 전문가를 쉽게 찾을 수 있는 환경을 만들어야 한다. 그렇게 하면, 대중이 좀 더 제대로 운동을 선택하고, 자신에게 맞는 관리를 받을 수 있을 것이다.

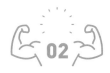

운동도 할 수 있을 때
시작해야 한다

"조금만 더 일찍 찾아왔으면 좋았을 텐데."

처음 운동을 시작하는 회원 중 이런 생각이 들게 하는 사람들이 꽤 있다.

50대 중반의 남자 회원 한 분이 허리에 손을 얹은 채로 삐딱하게 앉는다. 체지방의 입박으로 이미 추간판 탈출증 수술을 받았고, 뒤이어 꼬리뼈에 협착 증세까지 생겨서 이번엔 수술보다 운동을 해봐야겠다는 생각으로 나를 찾아온 것이다. 이 회원은 가만히 앉아 있을 때도 허리 통증으로 인해 불편해 보였다. 여기저기 좋다고 소문이 난 척추 전문 병원들을 찾아 다니고, 온갖 시술을 다 해 봐도 소용이 없었다고 한다.

이런 분들은 의외로 많다. 병원에서 권하는 모든 것을 해도 증상은 전혀 나아지지 않는다. 이유는 간단하다. 몸이 무너져 있는 상태이기 때문이다. 허리가 아픈 원인을 찾아 먼저 제거해야 하는데, 통증을 없애는 시술과 수술만 반복해 온 까닭이다. 허리가 아픈 원인은 당연히 체지방의 압박과 잘못된 체형이다. 게다가 이 회원의 취미는 골프였다. 허리를 꺾는 동작을 취하므로, 허리가 안 좋을 경우 골프는 몸을 더욱 안 좋게 만들 수 있다. 당분간 골프를 자제하면서 근육베이스를 만들어 주고, 체형 교정과 밸런스 운동, 식이 요법을 병행해야 한다. 체지방을 내려놓으면서 근력과 체형 교정을 한꺼번에 잡아 준다면, 모든 것이 선순환으로 바뀔 것이다. 특히 이런 회원의 경우 시간과의 싸움이다. 엄청난 설득의 과정이 필요하기 때문이다.

하지만 쉽지 않다. 근력 운동의 핵심인 고립 동작을 취하는 것도 만만치 않다. 협착이 있기 때문이다. 있어야 할 유연성도 상당 부분 소실되었다. 거기다 주중, 주말 가리지 않고 골프에 빠져 있다. 물론 허리 동반 없이 팔로만 스윙을 하는 상태다. 그러다 보니 목 관절과 어깨 관절 주변에 쓸데없는 근육들이 붙고, 유연성은 계속해서 떨어진다. 바쁜 사업 일정과 골프, 골프 후 허리 통증으로 병원 진료, 거기다 큰맘 먹고 시작한 근력 운동까지. 해야 할 것들은 많지만, 근력 운동은 가장 후순위다. 한 번 수업을 빠지기 시작하면 여지없이 1~2주를 건너뛴다. 무엇보다 과체중의 원인인 음주와 과식, 폭식을 지속한다. 이렇게 하면 당연히 아무것도 바뀌지 않는다.

이 상황에서 회원의 마음을 돌리려면 나부터 강해져야 한다. 회원이 튕겨져 나갈 것을 감안하고라도 강하게 설득시켜야 한다. 하지만 그렇게 할 경우 마음을 다잡아 운동을 시도하지 않고, 그만둘 확률이 너무 높다.

이러한 악순환의 고리를 어떻게 끊어야 할까? 사실 방법은 거의 없다고 봐야 한다. 일이든, 골프든, 똑바로 일어설 수 없을 정도로 몸이 망가져야 그만둘 것이다. 그리고 그렇게 되면, 병원 신세를 져야 한다. 그때는 근력 운동을 통해 몸을 회복시킬 수 있는 기회는 아예 사라진다. 크게 앓고 나서 일이나 골프보다 건강이 중요하다는 것을 몸으로 느낀다 하더라도, 가장 하고 싶은 것이 근력 운동은 아닐 것이다. 바꾸기 어려울 정도로 지독하게 나쁜 관성이 자리 잡고 있기 때문이다. 이런 회원들에게 나는 부탁한다.

"제발 부탁인데, 주 2회만 꾸준히 나와 주세요."

마음 속 어딘가에 가지고 있을, 건강에 대한 간절함과 꾸준히 지속하고자 하는 인내심에 기대는 수밖에 없다. 그리고 최대한 짧은 시간에 체형이든, 허리 건강이든, 체중이든, 동기를 줄 수 있는 변화를 만들어 내야 한다. 그래야 그나마 악순환의 고리를 끊을 가능성이 생긴다.

그렇다면 선순환은 구체적으로 어떻게 만들어야 할까? 우선, 운동을 하러 꾸준히 나와야 무엇이라도 할 수 있기 때문에 수단과 방법을 가리지 않고 나오게끔 해야 한다. 그리고 가장 빠른 결과를 얻을 수 있는 방법을 총동원하여 통증 케어와 체형 교정을 실시한다. 그 안에서 체중을 줄여줄 수 있는, 실현 가능한 식이 요법을 만들어 주어야 한다. 이미 식습관이 무너져서 탄수화물에 중독되었을 가능성이 높기 때문이다. 무조건 못 먹게 하는 것보다는 몸이 기억하도록 서서히 줄여 가는 방식을 권할 수밖에 없다. 체중이 줄어들수록 유연성이 증가해 근력이 향상되고, 곧 체형도 교정될 것이다. 꾸준히 반복하다 보면, 통증이 없어져 일에 매진할 수 있다. 물론 쉬었던 골프도 다시 시작할 수 있다. 이것이 현시점에서 만들 수 있는 이상적인 선순환의 그림이다.

우선순위가 몸이 되어야 함에도 불구하고 가장 뒤로 밀려있는 것은 이 회원의 꽤 오랜 관성인 듯했다. 사실상, 운동할 수 있는 1차 시기를 놓친 것이다.

최근에 이 회원이 다시 나오기 시작했다. 허리에 풍선을 넣는 시술을 했다고 한다. 시술을 받고 일주일은 정말 컨디션이 좋아서 새로 태어난 기분이었다고 한다. 하지만 그로부터 한 달 정도 지난 지금은 시술 전보다 더 상태가 안 좋아졌다고 한다.

비단 이 회원만의 이야기가 아니다. 잘못된 관성이 우리 몸에 독버섯처럼 자라나기 전에 시작하라. 운동도 몸과 마음이 버텨 줄 수 있을 때 해야 한다.

운동을 습관처럼
하려면

상담과 인터뷰를 해 보면, 살이 찐 사람도 마른 사람도 각각 찌는 습관과 마르는 습관을 가지고 있다. 개인차는 있겠지만, 살이 찐 사람들은 많이 먹고 덜 움직이는 습관이 있고, 마른 사람들은 덜 먹고 더 움직이는 습관이 있다. 그러므로 이들의 체형을 바꾸기 위해서는 습관을 바꿔 주어야 한다. 단순히 운동만으로 습관을 바꿀 수는 없지만, 충분한 동기를 줄 수는 있다. 이를 위해서는 몸이 바뀔 수 있는 운동을 해야 한다. 살이 찐 사람의 경우, 단순히 살이 빠지는 칼로리 소모 운동으로는 부족하다. 다시 먹으면 동기가 사라지기 때문이다. 그래서 외모를 바꿀 수 있는 근력 운동이 필요하다.

일과를 마치고 집에 도착하자마자 당신이 어떤 행동을 하는지 생각해 보라. 일정한 습관이 있을 것이다. 냉장고 문을 먼저 열 수도 있고, 소파에 앉아 텔레비전을 켤 수도 있다. 샤워를 할 수도 있다. 거의 매일 하는 일이기 때문에 상당 부분 정형화되어 있다. 관성에 의해서 움직이는 것이다. 이것이 습관이다.

근력 운동도 마찬가지다. 하루 중 어느 시점에 규칙적으로 시간을 낼 수 있는지 먼저 생각해 봐야 한다. 꾸준히 반복해야 하기 때문이다. 약속이 잦은 사람이라면, 출근 전 새벽 시간을 잡는 것이 좋고, 반대로 약속을 잡지 않기 위해 저녁에 운동을 하기로 결정할 수도 있다.

약 3주 정도만 규칙성을 가지고 반복하면 근력 운동도 습관이 된다. 물론 그 전에 언제든지 합리화할 거리를 만들면 단숨에 무너질 수 있다. 그래서 첫 2~3주가 중요하다. 첫 주는 초심이 작동하기 때문에 비교적 잘 버틴다. 이때 근력 운동의 장점을 느낀다면 성공 확률이 높아진다. 하지만 첫술에 배부르기 힘들다. 안 하던 근력 운동을 하니 근육통에 시달리게 될 것이고, 그것이 성장통이라는 것을 모른다면 동기가 꺾일 수도 있다. 그래서 트레이너의 역할이 중요하다. 운동 과정 속에서 발생할 수 있는 상황들을 미리 각인시켜 동기 부여가 지속되도록 해 줘야 한다.

근육의 성장과 더불어 몸이 가벼워지고 건강해지는 것을 느낄 수 있다면 1차 성공이다. 다음으로 외모가 조금씩 바뀌면서, '나도 달라질 수 있다'고 믿기 시작하는 것이 2차 성공이다. 이때부터 달라진 당신에게 주변인들은 칭찬과 질투를 쏟아낸다. 칭찬을 계속 듣다 보면 더 좋아지고 싶은 욕구가 생긴다. 그것이 동기가 되어 프로필 촬영이나 대회 준비 또는 자격증 취득을 목표로 세우기도 한다. 이러한 일련의 과정들을 통해 당신의 삶 속에 운동 습관을 고착시킬 수 있다면, 그것이야말로 진정한 성공이다.

누구나 못하는 것은 안 하고 싶어 한다. 그래서 근력 운동은 잘하게 되는 것이 먼저다. 잘해야 또 하고 싶고, 몸이 바뀌고, 자신감이 생기고, 인생이 달라진다. 인생이 바뀔 수 있다는 동기 정도는 있어야 일상 속으로 근력 운동을 편입시킬 수 있다.

그렇다면, 어떻게 해야 잘할 수 있을까? 가장 현명한 방법은 근력 운동을 잘 가르쳐 줄 좋은 선생님을 찾는 것이다. 사이비 트레이너를 만난다면 또다시 포기하기 때문이다. 근력 운동을 왜 꾸준히 해야만 하며 할 수 밖에 없는지, 최대한 짧은 시간에 몸으로 느껴야 한다. 그 것을 도와줄 수 있는 좋은 선생님을 만나야 한다.

주변에 근력 운동을 잘 할 수 있는 지인이 있다면 도움을 청할 수도 있겠지만, 사실 먹고 자듯이 자연스럽게 할 정도가 되려면 비용을 들여야 한다. 가까운 지인이나 가족은 아무리 유능하다 해도 반복적으로 시간을 내 줄 확률이 거의 없다. 꼭 해야겠다면 대가를 지불하라. 좋은 선생님일수록 프로정신이 강하다. 성공 확률은 그 대가에 비례한다. 지금껏 당신이 운동을 싫어하고 두려워했던 이유 중 하나는 운동을 못하기 때문이다. 그리고 또 다른 이유는 비용을 아까워하기 때문이다.

큰맘 먹고 비용과 시간을 투자해야 한다. 많은 비용이 들수록 해야 할 명분과 합리화가 생겨난다. 그리고 실천하기만 하면 된다. 제대로 된 근력 운동은 반드시 몸을 가볍게 만들고, 하루 일과를 윤택하고 보람되게 할 것이다. 외모가 달라지고 더 나은 모습을 꿈꾸게 될 즈음, 더 잘하고 싶은 욕구가 생긴다. 이때 꾸준함만 유지할 수 있다면, 곧 건강과 함께 자신감이 넘쳐나는 당신을 만나게 될 것이다. 이쯤 되면, 그만두기가 오히려 힘들어진다. 운동의 매력에 빠져버리는 것이다. 당신은 이제 셀프 트레이너다. 먹고 자듯이 운동할 수 있다. 더 이상의 요요현상도 없고, 다이어트 실패도 없다. 맛있는 것을 보면 죄책감 없이 먹을 수 있다. 스스로를 통제할 수 있는 능력이 생겨 몸이 가벼워진다. 무엇보다 건강해진다.

내가 반복해서 강조하는 이 말들이 지루한가? 경험해 보지 않은 사람은 아무리 설득해도 쉽게 바뀌지 않는다는 것을 알기에 반복하는 것이다. 앞으로도 계속 강조하고자 한다.

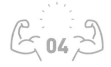

근력 운동의 어두운 그림자,
보디빌딩 속 스테로이드

대부분의 사람이 '근력 운동'하면 보디빌딩Body Building을 떠올린다. 보디빌딩은 근력 운동, 즉 웨이트 트레이닝으로 몸Body을 만들어Building 육체의 미를 평가 받는 운동 종목이다. 하지만 퍼스널 트레이닝을 통해 근육을 만들어 주는 일을 하는 나는 보디빌딩 대회는 물론이고 머슬Muscle 대회에도 나가 본 적이 없다. 그리고 앞으로도 나갈 생각이 없다. 심사 기준이 근육의 크기이기 때문이다. 근육을 늘리고 체지방을 줄이는 것은 건강에 도움이 될 수 있지만, 지나치게 거대한 근육을 만들고 체지방을 극단적으로 줄여야 하는 운동을 오래 지속할 경우 건강에 해가 될 수 있다. 단명할 수 있을 정도로 몸을 혹사해야 하는 운동이다. 한마디로 과유불급이다.

보디빌딩은 올림픽 종목이 아니다. 아시안게임에서는 2002년 부산 대회와 2006년 도하 대회에서 정식 종목으로 채택되었었지만, 곧 제외되었다. 이유는 약물 때문이다. '보디빌딩 선수의 약 90%가 약물 경험이 있다'는 이야기가 있을 정도로, 보디빌딩 대회에서 약물은 만연되어 있다. 설사 도핑 테스트에서 걸리지 않더라도 과거에 약물을 사용한 경험이 있다면 그것 자체로 반칙이 된다. 스포츠맨십에 어긋날뿐 아니라, 이미 약물로 몸을 키운 상태이므로 약물을 하지 않은 선수와 동일선상에서 출발하는 것으로 보기 어렵다.

얼마 전, 국내 프로야구 시상식에서 김재환 선수가 2018년 MVP로선정이 되어 논란을 일으킨 적이 있다. 그는 도핑에 적발된 경험이 있기 때문이다. 미국 메이저리그에서는 약물 경험이 있는 선수들에게관대함이란 없다. 아무리 성적이 좋아도 약물 경험을 가지고 있는 선수들(배리 본즈, 마크 맥과이어 등)은 출장 정지는 물론이고, 아직까지 아무도 명예의 전당에 입성하지 못했다. 지금은 약물을 사용하지 않는다 하더라도 그것이 면죄부가 되어서는 안 될 것이다.

도대체 약물을 사용하면 경기력이 얼마나 달라질 수 있을까? 선수들이 경기력을 끌어올리기 위해 사용하는 약물은 일반적으로 아나볼릭 스테로이드Anabolic Steroid이다. 이는 남성 호르몬인 테스토스테론과유사한 것으로, 단백질의 동화를 촉진시키는 합성 스테로이드이다.부작용이 심각하지만 확실한 성적 향상을 보장하기에 '스포츠계의 악마'로 불린다.

1988년 서울올림픽 육상 100m에서 세계 신기록을 세웠던 밴 존슨도 이 약물로 도핑에 걸렸고, 세계 신기록은 물론 금메달을 박탈당했다. 이 약물을 주입하면, 숨만 쉬어도 근육이 붙는 느낌이 든다고 한다. 햄버거든, 피자든 무엇을 먹더라도 근육이 된다고 할 정도로 근육

합성에 탁월한 약물이다. 한 논문 결과를 보면, 아무것도 하지 않고 스테로이드를 주입한 집단이 근력 운동을 열심히 한 집단보다 근육량이 2배 가까이 늘어났다고 한다. 물론 근력 운동을 하면서 스테로이드까지 주입한 사람들은 폭발적으로 근육이 성장하였다. 이 약물을 이용하면, 노력하지 않아도 손쉽게 근육을 만들 수 있다는 이야기다.

근래에도 세계적 스포츠 스타들이 이 약물로 인해 명예를 잃었다. 사이클의 전설이었던 랜스 암스트롱, 야구 선수 알렉스 로드리게스 등이다. 국내에서는 한국 수영의 간판이라 할 수 있는 박태환 선수가 네비도(테스토스테론의 일종)라는 약물을 잘못 처방받아 출장 정지를 받은 적이 있다.

문제는 여기서 끝나는 것이 아니다. 몸짱 열풍 속에서 몸을 멋지게 만들고 싶어 하는 일반인들까지 약물의 유혹에 빠져들고 있다. 의학적·생리학적 지식 없이 단순히 "부작용 없이 쉽게 몸을 만들 수 있다"는 말만 믿고 투약하는 경우도 많아서 더 큰 문제다. 심지어 일반인들이 다니는 피트니스 센터에서 쉽게 찾아볼 수 있는 전직 보디빌더나 트레이너들이 대회 출전을 미끼로 약물을 하도록 유혹하고 있다. 더 경악스러운 것은 그들이 불법 수입·제조된 약물의 판매책이 되는 경우도 많다는 사실이다.

이러한 약물이 이제는 청소년들에게까지 파고들고 있다. 판매자는 처벌하여도 구매자를 처벌할 법적 근거가 없기 때문에 아무것도 모르는 청소년들은 지도자나 주변 어른들의 유혹에 쉽게 넘어갈 수밖에 없다. 그나마 다행인 것은 근래에 약물 경험이 있는 사람들이 약물의 위험성을 알리기 위해 자신의 개인 방송 동영상이나 블로그를 통해 소위 '약투(자신의 약물 경험을 세상에 알리는 일, 약물과 미투의 합성어)'를 하고 있다는 것이다. 한순간의 실수가 자신의 몸과 인생을 망칠 수 있다는 경고가 여기저기서 나오기 시작해 참으로 다행이다. 사람을 살리는 근력 운동이 더 이상 '몸을 혹사시켜 근육 괴물을 만들어 내는 도구'로 사용되지 않으려면, 제대로 된 체육 교육이 절실하다. 보디빌딩 대회는 그렇다 치더라도, 각종 머슬 대회, 뷰티 대회의 심사 기준이 바뀌어야 한다. 선수들의 근육 크기나 체지방률보다는 건강미와 신체 균형, 포즈와 퍼포먼스, 스타성 등에 초점을 맞추어 바꿔 나가려는 노력이 필요해 보인다.

 경기력 향상을 위한 스테로이드 사용의 부작용

경기력을 향상시키는 약물은 모두 전문 의약품이다. 의사의 처방과 약사의 윤리적 제조가 필요하다. 종류로는 난드롤론Nandrolone, 스타노졸롤Stanozolol, 프리모볼란Primobolan, 옥시메토론Oxymetholone, 프로바이론Proviron, 인슐린Insulin, 디아나볼Dianabol 등이 있는데, 2가지 이상을 섞어 쓰기도 한다. 이러한 약물들은 보통 호르몬 치료제로 만들어진 것이다. 의사들도 사용을 조심스러워할 정도인데, 근육 강화를 위해 투약한다면 엄청난 부작용이 뒤따를 수밖에 없다. 뿐만 아니라, 선수들은 적발을 피하기 위해 불법 제조·유통된 것을 사용할 수밖에 없다. 당연히 세균 감염 위험까지 감수해야 한다.

이 약물의 부작용은 이루 말할 수 없다. 잘 알려진 탈모, 거유증, 간 기능 이상, 각종 혈관 질환, 간경화뿐 아니라, 심장마비를 일으켜 사망에 이르게도 할 수도 있다. 남성들은 고환이 수축하여 무정자증이 될 수 있다. 원래 고환 발달이 되지 않아 남성 호르몬이 잘 나오지 않는 환자들을 위한 치료 목적으로 개발되었기 때문이다. 외부에서 남성 호르몬이 들어오면 자연적으로 몸은 남성 호르몬을 만들 필요가 없어진다. 그러므로 이 약을 한 번 투약한 후 계속해서 투약해 주지 않으면 성 불구가 될 수도 있다. 여자의 경우 무월경을 초래하고 몸이 남성화되기도 한다. 정신적으로는 성격이 예민해지고 충동적으로 변할 뿐 아니라, 정신분열증이나 조울증이 심해져 큰 사고로 이어질 수 있다. 멋진 몸을 위해 사용한 약물이 오히려 외모뿐 아니라 정신마저 망가뜨리는 것이다.

바디 스컬터의
이유 있는 불평

몸을 만드는 과정에서 대회 출전이 동기 부여가 될 수는 있다. 하지만 입상은 기대하지 말자. 현재 많은 관심을 받고 있는 머슬 대회나 뷰티 대회에는 도핑 검사가 없다. 또한 그 대회의 주최자나 후원 기업이 보충제 회사들이므로 근육의 크기를 주로 심사할 것이고, 약을 해 본 경험이 없는 선수들은 사실상 입상하기 힘들다. 어차피 공평한 경쟁은 불가능하다.

몸짱이 되고자 하는 의지와 열정, 노력은 좋으나 약물 유혹에 빠지지 않으려면, 우리 모두의 생각이 달라져야 한다. 방송에 나오는 유명한 몸짱 연예인이나 트레이너들의 몸이 약물에 의해 만들어졌을 가능성이 상당하기 때문이다. 당신이 부러워하는 몸을 가지고 있는 사람들 중 최소 절반 이상은 약물을 사용했다고 생각하면 된다. 그만큼 약물 사용자가 우리 주변에 많다. 도핑 테스트로부터 자유로운 이들이 정말 자신의 노력으로만 몸을 만들었을까? 의학적으로 불가능하다고 생각하는 몸의 기준을 명확히 세우고, 이를 세상에 알려 약물 복용으로 몸을 만든 사람들이 지도자가 되는 것을 막아야 한다. 특히 무분별하게 따라 하려는 청소년들이 더 이상 생겨나지 않기를 간절하게 바란다.

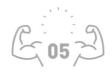

최소한 먹은 만큼이라도
운동해야 한다

"선생님은 뚱뚱했던 적이 있나요?"

정말 자주 받는 질문이다. 고도 비만은 아니지만, 무릎과 허리에 무리가 갈 정도로 비만이었던 적은 있다. 군대 시절, 이등병이었을 때 운동은 못 하고 너무 배가 고파서 눈에 보이는 대로 먹었더니 체중이 90kg을 훌쩍 넘었었다. 30대 초반에는 배구 스파이크를 하다가 무릎을 크게 다쳐 수술 후 장애 진단을 받아 실의에 빠져 살았다. 그 당시 비만도가 가장 높았다.

공교롭게도 이 두 시절이 내 인생에서 가장 암흑 같은 시기였다. 운동을 통해 몸 관리를 하는 지금과는 극명하게 대조되는 삶을 살았었다. 지금도 당시 안타까운 눈으로 나에게 비수를 꽂았던 지인들의 말이 생생하다.

"너 왜 돼지가 됐냐?" "오랜만에 보니 너 많이 늙었다." "세월엔 장사 없구나!" "운동한 놈 맞아?"

그로부터 약 15년이 지난 지금, 오랜만에 만나는 지인들은 이제 이구동성으로 말한다.

"변한 게 하나도 없어." "넌 늙지도 않아." "역시 운동하는 사람이라 다르구나." "그렇게 술을 많이 마시는데 이 몸이 어떻게 유지되지?"

"타인의 평가가 뭐가 그렇게 중요하지?"라고 반문할 수도 있다. 하지만 대부분의 사람이 평가에 예민하며, 아닌 척하면서도 한쪽 귀를 쫑긋 세우고 있는 것 또한 사실이다. 타인으로부터 고립되어 지낼 수 없고, 평가로부터 자유로울 수 없는 것이 우리의 삶이다. 몸을 만드는 행위가 단지 누군가에게 보여주기 위함만은 아니지만, 내 외모로 인해 사람들의 태도가 달라지는 것은 사실이다.

몸이 망가질 정도로 먹고 마셨을 때는 다시 복구해야 한다는 생각을 해야 정상이다. 하지만 대부분의 사람이 순간적인 타성에 젖어 버리고 만다. 먹고 마시는 건 즐거운데, 복구시키는 과정은 힘들기 때문에 그냥 내려놓는 것이다. 그게 지나치면 심각한 매너리즘에 빠질 수도 있다. 그래서 운동을 습관적으로 할 수 있어야 한다. 햄버거 세트, 피자에 콜라, 고기에 소주와 맥주를 섞어 마셨다면 더더욱 그냥 넘겨서는 안 된다. 스스로에게 "이러면 안 된다"는 각성을 시켜야 한다. 운동을 하는 습관이 몸에 밴 사람들은 각성 확률도 상당히 높다.

사실 먹기 위해 운동하는 것도 맞다. 우리 삶의 큰 기쁨인 식도락을 무시하고 살 순 없다. 사실 나도 탄수화물 중독이다. 자주 떡볶이가 먹고 싶다. 치킨을 보면 맥주 캔을 꼭 따게 된다. 흰쌀밥을 좋아해서 맛있는 반찬을 먹을 때는 공깃밥 2개가 기본이다. 먹는 걸로는 스트레스를 받지 않는다. 아니, 오히려 내가 먹는 것을 보면 다른 사람들이 신기해 한다.

"아니, 이렇게 많이 먹는데 어떻게 그렇게 몸 관리가 돼요?"

무릎을 다친 이후로 허벅지와 엉덩이를 꾸준히 관리하기 때문에 웬만한 열량으로 내 몸은 망가지지 않는다. 충분히 대사기능을 하는 근육을 가지게 되었기 때문이다. 그리고 그 근육은 또다시 움직이고 싶어 한다. 많이 먹을수록 더욱 움직이고 싶어 한다. 내 근육은 먹고 마시며 즐긴 만큼 고통을 감수하라고 소리친다. 하지만 이미 나에게 근력 운동은 고통이 아닌 일상이다.

무조건 살을 빼라고, 먹지 말라고, 마시지 말라고 하는 말이 아니다. 먹고 마신 만큼 에너지를 사용하고, 그 에너지를 사용하는 과정에서 우리에게 필요한 근육을 잃지 않고 꾸준히 유지하라는 말이다. 즉, 필요 없는 살(체지방)을 빼고, 필요한 살(근육)을 붙여야 한다는 것이다. 체중이 변하지 않았다고 안심해서는 안 된다. 체성분이 더 중요하기 때문이다. 노화의 원인이 되는 근육 감소를 막고, 젊음을 유지할 수 있는 근육 증가를 실현하는 과정에서 체중이 유지되어야 한다. 그게 바로 건강한 몸이다.

아픈 만큼 성장하는
운동의 절대 법칙

큰맘 먹고 근력 운동을 배우기로 했다. 그런데 다음 날부터 밀려오는 통증을 도저히 참을 수가 없다. 파스를 이곳저곳에 붙여 봐도 소용이 없다. 그래서 결국 병원에 간다. 운동을 쉬라는 제안과 함께 근육 이완제를 처방 받는다. 바로 트레이너에게 연락해 운동을 쉬겠다고 하거나, 환불을 요구한다. '겨우 시작했는데, 역시 운동은 어렵다'는 생각과 함께 포기를 고민한다.

　사실 근력 운동은 힘들지 않다. 힘들지 않아야 계속할 수 있다. 그래서 트레이닝 방법이 중요하다. 똑같은 근력 운동이라도 어떤 트레이너를 만나느냐에 따라 지속성에 차이가 생긴다. 당연히 트레이너는 다음 날 또는 그다음 날부터 시작될 근육통을 예측하고, 미리 알려주어야 한다. 또한 근육통이 생기는 이유와 이를 통한 근육 생성의 메커니즘Mechanism을 쉽게 설명해 주는 것이 바람직하다. 그래야 위와 같은 상황을 막을 수 있다.

모든 성장에는 성장통이 따르기 마련이다. 그러나 운동 경력이 없는 완전 초보자일수록, 빠른 결과보다 통증의 최소화를 추구해야 한다. 초보자에게 근육통은 엄청난 환란으로 다가올 수 있다. 종일 숨쉬기 힘들 정도로 고통스러울 수 있다. 그러므로 매 수업마다 자신의 몸 상태를 잘 관찰하여 트레이너에게 충분히 설명하는 것이 좋다.

그렇다면, 근력 운동을 통해 구체적으로 어떤 통증이 나타날 수 있는지 알아보자. 근육의 부피가 가장 큰 허벅지 근육은 통증의 강도가 매우 높다. 그래서인지 초보자들이 특히 고통스러워하는 부위다. 그러므로 운동 강도를 점진적으로 올릴 필요가 있다. 너무 욕심을 가지고 처음부터 무리하게 되면, 일주일이 넘도록 통증에 시달릴 수 있다. 특히 초보자들은 무릎 관절에 무리가 갈 수 있기 때문에 허벅지 상부와 엉덩이 근육을 주로 사용하는 하체 운동을 해야 한다. 통증은 엉덩이 부위에도 함께 찾아오는데, 화장실에서 변기에 앉을 때 고통이 밀려오기도 한다.

또 통증이 심한 곳이 있다. 복근과 종아리 근육이다. 두 근육의 공통점은 적근으로 이루어져 있다는 것이다. 운동할 때 자세의 안정을 꾀하는 근육이기 때문에, 과한 무게로 운동하는 것보다는 자기 부하 운동을 통해 성장시키는 것이 좋다. 또한 하루 운동 시간이 10분을 넘지 않도록 하는 것이 효율적이다. 통증에는 개인차가 있기 때문에 초보자의 경우 5분 이내로 운동을 하고, 상황을 지켜보는 것도 방법이다. 참고로 복근에 통증이 있을 때 감기에 걸리면 정말 고통스러울 수 있다. 기침할 때 복근을 사용하기 때문이다.

종아리 근육이야말로 통증이 가장 극심한 부위다. 그래서 특히 주의를 요한다. 대부분의 초보자들이 운동 후 바로 병원으로 뛰어가고 싶은 충동을 일으키는 부위 중 단연코 일등이다. 일단 걷는 것에 문제가 생긴다. 무릎 관절을 다 펴기가 힘들 정도로 고통스럽다. 그러므로 종아리 역시 강도를 점진적으로 올려 운동해야 한다. 종아리 근육은 운동할 때도 단지 무게 없이 까치발로만 들어 올렸을 뿐인데 20개를 넘기면 통증이 밀려오기 시작하고, 30개가 넘어가면 그 통증이 극심해진다. 그래서 개수를 점진적으로 올리는 트레이닝이 필요하다. 세트 수도 처음에는 3세트를 넘지 않는 것이 좋다.

운동에도 휴식이
필요하다

우리의 근육은 보통 휴식 시간에 성장한다. 따라서 근력을 기르기 위해서는 적절한 수면 시간이 필요하다. 적어도 7시간 이상 수면을 취하는 것이 좋다.

근력 운동의 목적은 목표 부위의 완전 탈진이다. 그러나 초보자의 경우는 부위별로 완전히 탈진시키는 운동법은 피하는 것이 좋다. 이는 최소 2개월 이상 꾸준히 근력 운동을 경험한 사람들에게 권장한다.

근육은 탈진 후 부위별로 회복되는 시간이 다르다. 허벅지 근육처럼 큰 근육은 통상적으로 72시간 이상 쉬어야 피로 물질이 쌓이지 않는다. 그래서 월요일에 하체 운동을 했다면, 목요일에 다시 하는 것이 좋다. 가슴, 어깨, 등 근육 등은 보통 48시간 안에 회복이 가능하다. 물론 이는 어느 정도 단련된 사람들의 회복 시간이므로 초보자의 경우는 더 늘어날 수 있다.

몸의 중심을 잡아 주는 복근은 24시간 안에 회복된다. 그래서 하루

5~10분 정도 매일 할 수 있는 운동 부위다. 물론 꾸준히 복근 운동을 해 온 사람의 경우에 해당하며, 복근이 거의 없는 상태에서 처음 실시하는 초보자는 복근의 성장통을 느끼지 못할 수도 있다. 복근이 없어 주변 근육인 다리 근육이나, 길항근인 허리 근육을 더욱 많이 써서 운동할 가능성이 높기 때문이다. 이럴 때는 회복하는 시간이 의미가 없다. 또한 복근은 있지만 초보자이거나 아주 오랜만에 운동할 경우 회복 시간이 일주일 이상 걸릴 수도 있다. 그리고 그 통증은 상상을 초월한다.

어느 부위의 근육이든 적절한 휴식 없이 계속 사용하면, 근육의 성장보다는 피로 물질의 누적으로 인해 장기적으로 근육의 수축 능력이 저하될 것이다. 그러므로 근력 운동에 흥미가 생겨 많은 시간을 할애하고 싶을 때는 개인에 맞는 부위별 운동 강도를 알고, 그 수준을 넘지 않도록 주의를 기울여야 한다. 그리고 여러 부위를 나누어서 공략하는 것도 좋은 방법이다.

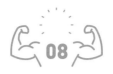

마른 사람을 위한
운동법

살이 찐 사람보다 마른 사람을 트레이닝 하는 것이 더 힘들다. 이유는 간단하다. 먹는 걸 참는 것보다 억지로 먹는 게 더 힘들기 때문이다. 더군다나 마른 사람들은 위 크기가 작다. 그래서 위의 크기를 조금씩 늘려 주는 식이 훈련도 병행해야 한다. 아무리 좋은 물리적 트레이닝을 하더라도 먹는 습관이 따라 주지 않으면 결과가 나오지 않는다.

마른 사람들은 성격이 예민한 경우가 많다. 정서적 긴장이나 스트레스로 인한 과민성 대장 증후군을 일으키기도 한다. 특히 스트레스는 렙틴(식욕 억제 호르몬)과 그렐린(식욕 증가 호르몬)에도 영향을 미쳐, 식욕 저하를 만든다. 단순한 습관이 아니라, 호르몬의 문제인 것이다. 그러니 잘 먹다가도 한 번씩 장에 문제가 생기면 이전의 습관으로 돌아간다. 그래서 단기간의 트레이닝으로 몸을 바꾸려고 하면 안 된다. 단기 목표와 장기 목표를 동시에 가지고 천천히 진행해야 한다. 또한 트레이닝보다 식습관의 개선이 더욱 중요하다. 많은 양을 한 번에 소화하기 힘든 경우가 대부분이라, 소화가 잘 되고 먹기에 자극적이지 않은 음식들로 식단을 구성해야 한다. 적당량의 음식을 하루 5회 이상 꾸준히 먹도록 한다.

대개 10대나 20대의 마른 사람들은 효과적인 설득만으로도 충분히 몸을 바꿔 놓을 수 있다. 심지어 빈약한 체력 때문에 운동을 시작했다가 운동선수나 트레이너가 되는 경우도 꽤 있다. 하지만 나이를 먹을수록 몸을 바꾸기가 더욱 어렵다. 몸이 마를 수밖에 없는 식습관과 행동 습관, 정서 습관을 가지고 있기 때문이다. 그리고 그러한 습관으로 인해 소화 기관 역시 관성이 생겼을 것이고, 호르몬도 그에 맞춰져 있을 가능성이 크다.

규칙적인 운동과 식습관을 꾸준히 유지할 수만 있다면, 마른 사람도 몸을 만들 수 있다. 다만 그렇게 되기까지 험난한 설득 과정을 거쳐야 한다. 즉, 많이 먹을 수 있도록 설득하는 것이다. 사실 마른 사람의 경우 음식의 종류를 가릴 여유가 없다. 좋아하는 음식이 있다면 적극적으로 그 음식을 먹도록 해야 한다. 보관이 편리하고, 가지고 다닐 수 있는 음식이면 더욱 좋다. 때와 장소를 가리지 않고 먹을 수 있어야 하기 때문이다. 아무리 좋은 트레이닝을 지속하더라도 "먹어야 한다"는 설득에 실패하면 결과도 마찬가지다. 소화 기관까지 바꿔야 몸을 바꿀 수 있다.

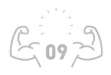

관성의 무시무시한
지배를 받는 고도 비만

퍼스널 트레이닝을 받기로 결심하는 사람 중 고도 비만자(몸무게가 표준 체중보다 50% 이상 더 나가는 사람)들은 그리 많지 않다. 그들은 공개적인 곳에서 운동하는 것을 꺼리며, 용기를 내어 운동을 시작하더라도 다른 사람의 시선을 의식하기 바쁘다.

고도 비만자의 근력 운동은 쉽지 않다. 체지방 과다로 인해 유연성이 좋지 않기 때문이다. 유연성을 확보하기 위해서는 식이 조절이 필요한데, 그것이 가능하다면 고도 비만이 되었을 리 없다. 억지로 저녁을 줄이게 하면 배가 고파 숙면을 취할 수 없고, 심지어 분노가 치밀어 오른다는 사람도 있다. 식욕 억제 호르몬인 렙틴이 경화되어 있고, 식욕을 증가시키는 호르몬인 그렐린이 그들을 지배하고 있다. 호르몬의 영향은 인내심으로 막을 수 있는 것이 아니다.

그래도 어쩌겠는가. 포기하지 않는 것이 중요하다. 일단 꾸준한 근력 운동을 통해 퇴화한 근육을 살리고, 무릎이나 발목 관절을 덜 사용하는 유산소 운동을 통해 에너지 소비를 생활화 해야 한다. 먹는 시점을 정해 먹고 싶은 음식은 그 시점에 먹도록 관성을 만드는 것도 중요하다. 그러기 위해서는 운동을 매일 할 수 있도록 동기 부여를 해야한다. 고도 비만은 먹는 관성과 움직이지 않는 관성의 조합이다. 먹는시점을 정해 식습관의 관성과 운동 관성을 만들어 주면, 일단 절반은성공이다.

우선적으로 고도 비만을 벗어나 단순 비만을 만드는 것을 일차 목표로 한다. 과하게 붙은 체지방은 생각보다 쉽게 없어진다. 보다 어려운 시기는 단순 비만으로 바뀐 이후다. 운동도 열심히 하고 식이 습관도 좋아졌지만, 관성 체중이라는 적이 도사리고 있다. 이때 회원과 트레이너에게 엄청난 고난이 닥쳐온다.

몸이 눈에 띄게 달라져 동기를 갖기 쉬울 것으로 보이지만, 고도 비만에서 단순 비만으로 넘어가는 과정에서 이미 큰 고통을 겪었다고생각한다. 그리고 합리화가 생기면서 정체기가 찾아온다. '이 정도면성공이야'라고 생각하기 시작한다. "지금 비만을 뿌리 뽑지 않으면 다시 원래대로 돌아가기 때문에 정체기를 극복하는 것이 중요하다"고아무리 설득해도 듣지 않는다. 거의 대부분 이 시기에 운동을 포기한다. 이유야 어찌됐든, 강제성을 둘 수 없기 때문에 받아들여야 한다.그 후 대부분 오래지 않아 원상태로 돌아간다.

키 180cm에 몸무게 138kg인 회원이 있었다. 8개월 만에 몸무게가78kg으로 줄었다. 그런데 옷을 크게 입는 습관이 있어 체중이 줄었는데도 XL 사이즈를 고집했다. 이 회원은 내가 백화점에 같이 가서 M

사이즈의 옷을 골라주고 나서야 옷 입는 습관을 바꿀 수 있었다. 그러다 직장 때문에 나와 함께 운동을 지속할 수 없게 되었다. 사실 너무 짧은 기간에 만든 몸은 아무리 체중이 줄었다고 하더라도 관성이 없는 상태다. 그래서 꼭 혼자서라도 운동할 수 있도록 설득에 설득을 다 했다. 이후 결혼하면서 다시 몸무게가 110kg이 되었고, 그 뒤로는 소식을 듣지 못했다.

쉽게 설명하면, 고도 비만자가 되기까지의 과정 속에서 생겨난 관성은 무서울 정도로 오래 간다. 몸이 달라졌다 하더라도 몸속에는 여전히 비만 세포들이 남아 있어서, 언제 어떻게 다시 합리화가 일어날지 모른다. 앞에서도 강조했지만, 운동 관성을 바꿀 때까지는 지속적으로 운동을 해야 하는 것이 정석이며, 이 기간은 개인마다 다르다. 사실 근력 운동은 어떤 한 시점에 체중 변화를 꾀하기 위해 선택하는, 반짝 운동이 되어서는 안 된다. 평생 규칙적으로 반복해야 하는 운동이다. 아니, 삶의 일부여야 한다.

뇌의 합리화 습관을
이겨라

"뇌는 좋은 것보다 익숙한 것을 선호한다."

『감정은 습관이다』(박용철, 추수밭, 2013)에 나오는 말이다. 이 책은 요 요현상에 대해 '뇌가 익숙한 것을 선호하기 때문'이라고 설명했다. 즉, 운동을 통해 건강한 몸을 갖게 되었더라도 뇌가 관성에 따라 원래의 몸 상태로 돌아가도록 명령하는 것이다.

이를 막으려면 어떤 운동을 선택해야 할까?

유산소성 운동을 수년간 해 왔다고 가정하자. 식욕도 잘 억제하여 나름대로 체중 관리도 성공했다. 과연 몸이 건강할까?

노화란 근력과 유연성의 저하임을 앞에서 설명한 바 있다. 골격근 의 감소와 더불어 관절을 자주 사용하면 결국 관절이 약화된다. 유산 소성 운동을 지속한다고 해도 이를 막을 수는 없다. 오히려 잦은 관절 사용으로 운동을 하지 않은 사람보다 더 나빠질 수 있다. 어떤 운동이 재미있어서 오래 하고 싶다면 당연히 근력 운동을 병행해야 하는 이유다.

"먼 재래시장까지 일부러 장을 보러 다니는데, 왜 살이 안 빠질까요?" "종일 노동을 하며 몸을 움직이는데 살이 안 빠지는 걸 보면 저는 찌는 체질인가 봐요."

이런 말을 들을 때면, 나는 다음과 같이 이야기해 준다.

"뇌는 그 행위를 노동으로 인식하고 있어요. 일을 하면서도 일정한 호흡, 박자로 운동을 하고 있다고 생각해 보세요. 효과가 있을지도 몰라요."

노동을 하고 있는 당신이 운동 효과를 누리려면, 뇌를 속여야 한다. 물론 쉽지는 않다. 먼저 일상생활을 하는 장소를 운동 공간이라고 스스로 인식하기가 어렵기 때문이다. 집에 운동 기구를 사다 놓아도 하지 않게 되는 이유가 여기에 있다. 당신의 뇌는 집을 운동 공간이 아닌, 휴식 공간으로 인식한다. 그러므로 집에서 운동을 하기 위해서는, 또는 노동을 운동으로 인식하기 위해서는 뇌를 훈련시켜야 한다.

다른 이야기지만, 나는 이 책을 쓰기 전에는 글 쓰는 습관이 되어 있지 않았다. 더군다나 머릿속에 있는 것을 풀어내는 과정이 이렇게 힘들 줄은 상상도 못했다. 그래서 시작한 것이 뇌 적응 훈련이다. 무슨 일이 있어도 하루 한 시간은 글을 쓰자고 다짐했고, 실행에 옮겼다. 노트북을 항상 들고 다녔으며, 코드를 꽂지 않아도 될 정도로 늘 충전을 해 두었다. 자투리 시간을 활용하기 위해서다. 한 달 가량을 하루도 빠지지 않고 글을 쓰다 보니, 드디어 습관이 형성되기 시작했다. 물론 아직도 뇌는 의심하고 있을 것이다. 그리고 이 글을 마치면, 또

다시 이전으로 돌아갈지도 모른다. 계속 글을 쓰고 살 것이라면 이 글을 마친 이후에도 계속 써야 한다. 영어를 잘하기 위해서는 매일 몇 문장이라도 영어를 말해야 하는 것도 그 이유 때문이다. 뇌 적응 훈련이 필요하다. 운동도 마찬가지다. 한마디로 꾸준함이 해답이다.

이상하게 밤에 더 배가 고픈 사람들이 있다. 그것도 뇌가 적응한 결과이다. 항상 퇴근 후에 사람들을 만나고 과식을 하는 관성을 갖고 있다면, 이미 뇌는 그 시간대가 되면 음식을 넣어 달라는 신호를 보내기 시작한다. 이러한 특성을 이용하여 먹고 싶은 것(특히 탄수화물)을 운동 전과 직후에만 먹기로 결심해 보자. 꾸준히 지속하다 보면, 습관을 들인 시간에 배가 고플 것이다. 똑같은 칼로리를 섭취하더라도 어떤 시점에 먹느냐가 몸매를 결정하는 만큼 뇌를 적응시키고 훈련하는 것도 효율적인 다이어트 방법이 될 수 있다.

우리의 인생에서 건강만큼 중요한 것은 없다. 누구나 다 아는 사실이다. 하지만 실천이라는 어려운 과제가 주어진다. 지금 당신의 뇌은 뇌에 의해서 합리화를 진행하고 있다. 끼니 때마다 탄수화물에 적응된 당신의 몸이 달콤한 유혹을 할 것이고, 이미 커져 버린 위는 과식과 폭식을 유도할 것이다. 관리할 수 있을 때 관리해야 한다. 지금이 적기다. 머뭇거리지 말고 당장 당신의 건강을 지키는 일을 시작하라. 근력 운동을 실천하는 당신의 모습을 뇌에 각인시켜라. 습관은 당신을 건강하게 만든다.

운동에 투자하는 게
진짜 재테크다

10여 년 전까지만 해도 퍼스널 트레이닝은 소수의 부자나 연예인들의 전유물로 여겨졌다. 아주 좁은 공간에서 소도구를 가지고 1:1로 수업하며, 체중 감량에 초점을 맞추었다. 하지만 10년이면 강산만 변하는 게 아니다. 이제 건강 관리 트렌드도 싹 바뀌었다. 그야말로 '근육 전성시대'다. 최근에는 잘 알려지지 않았던 근육 관련 정보나 근육 만드는 방법들이 쏟아지고 있다. SNS는 물론, 각종 동영상 사이트나 개인 방송을 통해서 여러 가지 방식으로 소개되기도 한다. 하지만 너무 많은 정보는 오히려 사람들에게 '역시 근력 운동은 힘들기만 한 것'이라는 확신을 주기도 한다.

당신이 한 번도 근력 운동을 제대로 배워 본 적이 없는 사람이라면, 무조건 퍼스널 트레이닝을 받으라고 권하고 싶다. 비용을 감당할 수 없다면, 반드시 함께 운동할 고수가 있어야 한다. 근력 운동의 목적은 근육 생성이다. 혼자 할 수 있는 것이 아니다. 내 몸을 지지해 줄 근육이 재창조되는 과정이기 때문에, 당신이 가지고 있는 기초 근력보다 과하고 점증된 자극을 주어야 근육을 만들 수 있다. 그래서 도와줄 사람이 반드시 필요하다. 주변에 정 아무도 없다면, 비용을 지불하더라도 제대로 배워야 한다.

몸이 만들어진 회원들은 재등록을 당연시한다. 이제는 혼자 할 수 있는 수준까지 왔는데도 불구하고 비용을 지불하는 것을 아까워하지 않는다. 어떤 회원은 "수억 원을 줘도 전으로 돌아가고 싶지 않다"고 말한다. 이미 몸을 만들어 얻게 된 자신감과 자존감만으로도 비용이 아깝지 않은 것이다. 항상 등록 전에는 들어가는 비용이 아깝게 느껴지지만, 몸이 만들어지고 건강해지기 시작하면 그런 것은 생각나지 않는다.

피트니스 센터에서 노년층은 찾아보기 힘들다. 퍼스널 트레이닝을 받는 사람들 중에서는 더더욱 찾기 어렵다. 보릿고개를 겪은 그들에게 헬스 비용은 부담이 될 수 있다. 뿐만 아니라 노화는 이미 시작되었고, 운동이 너무나 힘들게 느껴지는 몸이 되었으며, 변화라는 것 자체가 두렵다. 하지만 노년층이야말로 근력이 필요하다. 지금은 호모 헌드레드Homo Hundred 시대다. 60대도 40년을 더 살아가야 한다. 그들에게 근력은 필수적이다. 평생을 쉬지 않고 일하다가 이제 은퇴를 해서 쉴 수 있는 시점이 되었는데, 근력이 부족해서 가고 싶은 곳에 가지 못하고 하고 싶은 것을 하지 못한다면, 지금까지 모으고 아껴온 전 재산이 무슨 소용이 있겠는가?

젊은이들은 노후를 위해 매달 힘들게 번 돈 중 연금, 적금, 보험 등에 상당 부분을 투자한다. 하지만 당신의 몸을 위해서는 어떤 것들을 대비하고 있는가? 병에 걸려야 받을 수 있는 보험은 매우 부정적인 대비일 뿐이다. 왜 미리 아플 것에는 대비하면서, 건강하게 살아갈 수 있도록 긍정적인 대비는 하지 않는가? 힘들지 않기 위해서는 힘이 필요하다. 그 힘을 마련하는 것이야말로 가장 중요한 대비책이다. 근력을 비축해야 한다. 돈을 아껴서 훗날 힘든 상황에 대비하는 것은 수동적인 형태의 노후 대비다.

'아끼다 똥 된다'는 말이 있다. 건강을 위해 몸과 시간, 비용을 아끼지 마라. 당신의 건강과 바꿀 수 있는 것은 아무것도 없다. 당장 근력 운동을 시작하라. 과감히 비용을 지불하라. 지금부터 운동을 생활화하여 근력을 비축하자. 몇 십 년 뒤 당신의 삶은 반드시 달라져 있을 것이다.

 퍼스널 트레이닝 샵을 선택하는 기준

퍼스널 트레이닝을 받을 수 있는 곳은 개인 PT샵(클럽, 스튜디오 등)과 피트니스 센터 등이 있다. 이외에도 필라테스 센터, 요가원, 태권도장을 포함한 무도 도장 등에서 PT 수업을 하기도 한다. 제대로 된 기구가 있으면 근력 운동을 좀 더 수월하게 할 수 있으므로, 가급적 기구가 잘 배치된 곳을 선택하는 것이 좋다.

전문적이고 체계적이며 정통성 있는 웨이트 트레이닝을 기반으로 퍼스널 트레이닝을 하는 곳은 PT샵과 피트니스 센터이다. 사람이 많은 곳을 싫어한다면 개인 PT샵을 가고, 사람이 많은 곳에서 운동하는 것을 선호한다면 피트니스 센터를 권하고 싶다. 사실 제일 중요한 것은 좋은 선생님이 있는 곳을 고르는 일이다.

비용은 천차만별이다. 50분 수업을 기준으로 했을 때 회당 가격이 2만 원부터 20만 원을 훌쩍 넘는 곳도 있다. 싸다고 무조건 안 좋게 볼 수도 없고, 비싸다고 무조건 좋은 트레이닝을 기대할 수 있는 것도 물론 아니다. 따라서 담당 트레이너와의 충분한 상담을 통해 나를 설득시킬 수 있는 수준의 그릇을 가지고 있는지 판단하고 선택하기를 권한다.

트레이닝을 위한 프로그램이나 커리큘럼도 중요하지만, 몸을 만드는 과정에서 동기를 잃지 않도록 당신을 설득해 줄 수 있는 힘을 가진 전문가가 필요하다. 그래서 회원과 트레이너의 궁합도 무시할 수 없다. 경력이 많은 트레이너는 아무래도 다양한 시행착오를 거쳤을 가능성이 높으므로, 잘 모르겠다 싶으면 경력을 보고 선택하는 것도 방법이다. 담당 트레이너의 포트폴리오를 보고 선택하는 것도 좋다.

나만의 운동 메이트를
찾아라

당신은 주치의가 있는가? 주치의가 있다는 것은 어디가 많이 아픈 것을 의미한다. 그렇다면, 당신은 주치트레이너가 있는가? 주치트레이너가 있다는 것은 당신이 매우 건강해지고 있다는 것을 의미한다. 주치의가 있는 것보다, 주치 트레이너가 있는 것이 건강하게 살고 있음을 의미한다. 당신의 건강뿐 아니라 체형 교정과 외모까지 돋보이게 도와주는 주치트레이너가 있다면, 그 사람에게 무엇을 줘도 아깝지 않을 것이다.

개인차가 있긴 하지만, 혼자 먹는 밥은 맛이 없다. 그리고 혼자 하는 운동은 재미없다. 재미가 없으면 금방 그만 둘 가능성이 높아진다. 나를 포함한 우리 모두는 합리화를 잘하기 때문이다. 트레이너인 나 역시 혼자 운동을 해야 한다면 꾀를 부리고 싶을 때가 많다. 하물며 운동에 익숙하지 않은 사람은 그런 마음이 더 강하게 들 것이다. 그러므로 처음에는 친한 사람과 같이 운동하는 것도 좋다. 하지만 둘 다 초보자라면 같이 꾀를 내어 안 좋은 방향으로 합리화를 할 수도 있다. 그리고 둘 중 한 명이 약속이 생기면, 다른 한 명도 어김없이 하기 싫어진다. 이러한 단점을 극복할 수 있다면, 그리고 혼자 하는 것보다 같이 하는 것이 좋다면, 나와 잘 맞는 운동 메이트를 찾아 함께해 보자.

앞에서 더 질 좋은 근육을 만들기 위해서는 근육통에 시달려야 한다고 말했다. 근육통을 만들 정도의 운동은 사실상 혼자서는 하기 힘들다. 누가 자기 몸의 통증을 스스로 만들고 싶겠는가? 그래서 꽤 오래 운동을 해 온 회원들은 삼삼오오 짝을 이룬다. 같이 운동하면서 서로의 장단점을 접하고, 경쟁심이 유발되어 상당한 시너지 효과를 낸다. 특히 하체 운동을 할 때는 아는 사람끼리 시간을 맞춰 함께 수업을 받는 분들이 많다. 이분들의 운동 능력은 혼자 트레이닝을 받을 때보다 훨씬 향상된다. 고통을 공유하는 것은 불안감을 덜어 주고, 운동의 보람과 즐거움을 함께 누리는 선순환의 모델이 된다. 수업을 마친 후에도 같이 모여서 부족한 부분을 채워 가는 모습을 보면 웃음이 절로 나온다. 이분들이야말로 진짜 운동을 할 줄 아는 멋진 셀프 트레이너들이다.

유한한 인생,
건강은 최고의 자산

사람은 누구나 죽는다. 모두가 시한부 인생이다. 그렇기 때문에 오래 사는 것보다 어떻게 사느냐가 중요하다. 이를 위해 가장 먼저 고려해야 할 것은 당연히 건강이다. 70, 80, 90, 100세와 어울리는 건강을 말하는 것이 아니다. 과격한 운동은 아니더라도 달리고 싶을 때 달리고 점프하고 싶을 때 점프할 수 있는, 즉 원하는 대로 몸을 움직일 수 있는 건강 말이다.

80세에도 손자들과 함께 농구를 즐기며 리바운드 경쟁을 할 수 있다면? 90세가 넘었어도 경쾌한 스윙으로 티샷을 할 수 있다면? 100세에 가고 싶은 곳을 혼자 여행할 수 있다면? 이것이야말로 어떻게 살 것인가에 대한 대답이다. 시한부 인생의 마지막에 이렇게 살기 원한다면, 결국 근육이 답이다.

골프 연습장에 가 보면 근력 없이 스윙만 반복하는 사람들이 많다. 계속해서 저런 스윙을 지속하면 부상의 위험이 보이는 체형이 열 명

중 아홉은 된다. 모든 운동선수들은 비시즌, 시즌 관계없이 꾸준히 근력 운동을 한다. 그러나 마라톤, 배드민턴, 야구, 농구, 축구 등을 취미로 하는 동호인들 중 근력 운동을 하는 사람은 거의 없다. 선수들보다 더 오랫동안 즐겨야 할 동호인들은 생각보다 빠르게 그 종목에서 이탈한다. 대부분 부상이 원인인데, 근력을 기르지 않고 활동한 결과다.

당신의 몸에 앞으로 어떤 불편한 변화가 생길지, 누구도 장담할 수 없다. 지금까지 건강했다면 운이 좋은 것이다. 단, 내일도 그러할 것이라고 장담하지 마라. 건강은 지킬 수 있을 때 지키는 것이 현명하다. 건강이 최고의 자산이다.

새해 덕담이나 개업 축하로 "부자 되세요"라고 말하는 경우가 많다. 부자가 되는 것은 모두의 꿈이다. 물론 이 책은 부자가 되는 방법에 대한 것이 아니다. 하지만 부자들 또한 자신이 가지고 있는 부를 유지하기 위해 첫 번째로 건강을 선택한다. 그들은 아무거나 먹지 않으며, 몸을 힘들게 해서 강함을 이끌이 내며, 철저한 자기 관리를 통해 건강을 유지한다. 그리고 그 체력을 통해 더 큰 부를 이루려 한다.

유한한 인생에서 부자가 되기 위해서, 또한 멋지게 부를 누리기 위해서 근력은 건강의 핵심 요소다. 요즘 부자가 되는 방법과 관련된 서적에서 근력 운동이 다루어지고 있는 것은 매우 현실적인 변화다. 부를 축적하는 것보다 부를 누릴 줄 아는 것이 중요하지 않은가.

외모지상주의 속
건강한 전신 성형

우리는 외모지상주의인 세상을 살고 있다. 이를 비판하는 목소리들은 많지만, 비판으로 끝날 뿐이다. 아니, 그 비판의 목소리로 인해 외모지상주의가 심화되고 있다고 생각하는 것은 나 뿐일까? 미스코리아 대회가 여성을 상품화한다는 비판이 끊이지 않아 그 규모를 축소시켜 놨더니, 온갖 미인 대회와 비키니 대회, 모델 대회 등이 생겨나서 미스코리아 대회를 축소시킨 이유를 무색하게 하고 있다. 여기에 머슬 대회마저 비슷한 콘셉트로 생겨나고 있다. 대회 이후에 보면 남자 선수들의 기사나 사진은 찾아보기 힘들지만, 여자 선수들의 뒷모습 포즈만 몰래 촬영한 기사가 자극적인 제목과 함께 포털 사이트를 뒤덮는다.

비판할수록 더 성장한다. 자본주의 체제 아래에서 자본이 개입되는 것을 막는 것이 얼마나 어리석은 일인지 잘 보여주는 사례인 것 같다. 수요가 있으면 공급도 생기는 법이다. 사람의 외모에 대한 욕망이

자본과 결합하여 산업이 되어가는 것은 어쩌면 당연한 이치일지도 모른다. 이래저래 외모는 이제 엄청난 가치를 지닌 스펙이 되어 버렸다. "외모도 실력"이란 말이 우습게 들리지 않는다.

한때 복근 성형을 한 남자 배우가 화제가 되기도 했다. 배역을 위해 일시적으로 복근을 보여줘야 한다면 이해가 된다. 하지만 복근 운동을 규칙적으로 수행할 수 있는 운동 습관이 없다면, 그 복근은 곧 자취를 감출 것이다. 우리의 몸은 평소의 행동 습관에 의해 만들어지고 변하기 때문이다.

결국 외모는 노력하지 않으면 얻을 수 없다. 외모 콤플렉스를 극복하고 자신감을 얻기를 바란다면, 그 자신감이 더 좋은 변화를 만들어주길 바란다면, 또 그러한 선순환이 반복되길 바란다면, 교정을 포함한 근력 운동을 규칙적으로 반복하라. 이러한 과정에는 반드시 노력이 뒤따라야 한다.

얼굴의 경우도 전체적인 체지방만 줄이면 상당 부분 좋은 쪽으로 바뀐다. 순간의 만족을 위해서 성형을 해 봤자 본질은 바뀌지 않는다. 오히려 욕망은 더욱 커져 성형 중독으로 이어질 수 있다. 여기서는 자신감의 숨은 공로자인 노력이 필요하다. 결국 그 노력이 신체를 관리할 수 있는 능력을 만들 것이다. 그리고 그 능력이 자존감으로 바뀔 수만 있다면, 운동을 통해 이뤄지는 건강한 전신 성형은 모두에게 꼭 필요하다.

아름다운 몸은
새로운 기회를 만든다

대학생들은 좀 더 좋은 직장을 얻기 위해, 휴학도 불사하며 스펙 쌓기에 여념이 없다. 학력, 학점, 토익 점수뿐 아니라 각종 자격증에도 도전하여 다방면에서의 능력을 증명하려고 노력한다. 심지어 면접에서 좋은 인상을 얻기 위해, 각종 성형이나 시술을 받는 경우도 있다. 그야말로 전쟁을 치르고 있는 것이다.

이렇게 겉으로 보이는 스펙에 전념하는 경우는 많지만, 정말 중요한 건강, 신체의 힘, 근력 등을 기르는 일에는 너무 소홀한 것 같다. 과도한 경쟁 사회 속에서 정작 자신의 건강을 돌보는 방법은 배우지 못한다. 그래서 겉으로는 멀쩡해 보이지만 그 속은 너무나 약하고 엉망인 경우도 많다. 외적으로 보이는 실력도 중요하지만, 이제는 보다 중요한 건강에 초점을 맞추고, 그렇게 다져진 체력을 통해 내면의 건강과 성장을 도모해야할 때가 아닌가 싶다.

몸이 엉망인 사람들도 많아졌지만, 반면에 몸을 잘 만든 사람들도 많아졌다. 보디빌딩 대회가 약물 복용으로 스포츠맨십에 어긋난다는 이유로 모든 스포츠 대회에서 퇴출되면서, 각종 머슬 대회가 우후죽순 생겨났다. 이러한 몇몇 대회의 성공은 더 많은 대회를 탄생시켰다.

또한 SNS에서 자신의 몸을 보여주는 사람들이 늘면서 퍼스널 트레이닝에 대한 수요가 늘어난 것도 사실이다. 하지만 여전히 대부분의 사람은 멋진 몸에 대해 감탄하며 눈요기만 할 뿐, 자신이 그렇게 될 수 있다는 생각을 하지 못한다. 몸 관리에 있어서도 부익부 빈익빈이 심화되고 있는 것이다.

일반적인 사람들은 멋진 몸을 보면, 저런 몸을 만들기 위해 어떤 노력을 해야 할지 가늠하지 못한다. 몸을 만드는 방법을 배운 적이 없기 때문이다. 학교에서 가르쳐 주는 것도 아니고, 피트니스 센터에 등록한다고 따라 할 수 있는 것도 아니다. 그래서인지, 다수의 회원들은 처음 운동을 시작할 때 몸을 멋지게 만들려는 생각이 없다. 단지 건강하고 싶을 뿐이다. 하지만 조금씩 변해가는 자신을 발견하면서 생각이 달라진다.

만약 멋진 몸을 만드는 방법이 대중화될 수 있다면, 더 많은 사람들이 도전할 수 있지 않을까? 어린 학생 때부터 바른 운동법을 배우게 된다면, 운동을 시작하는 것을 좀 더 편안하게 생각할 지도 모른다. 처음에는 몸을 만들기 위해 운동을 시작했다 하더라도, 더욱 건강하고 힘 있게 변화하는 자신을 느끼면서 삶에 대한 태도도 달라질 것이다. 자신의 신체를 관리할 때 가장 우선이 되어야 하는 것이 멋진 몸이다. 멋진 몸은 멋진 옷, 멋진 헤어스타일, 나아가 멋진 행동, 멋진 생각으로 이어지기 때문이다.

취업 준비생에게 멋진 몸이 주어진다면, 취업 결과와 상관없이 자신감과 자존감이 높아질 수 있다. 각종 걱정과 염려에서 벗어나는 길은 기지개를 켜고 가슴을 펴는 것이다. 그리고 당당히 높은 곳을 향할 수 있는 자신감을 만드는 것이다. 그 출발점은 근력 운동에 있다. 억지로 인과 관계를 만들려는 것이 아니다. 당신도 당장 시작해 보라. 그리고 한 달 이상 지속해 보면, 내가 이렇게 말하는 이유를 알게 될 것이다.

8년 전쯤 일이다. 키가 작고 왜소한 체형을 가진, 이십대 중반의 청년이 상담을 받으러 왔다. 그는 다른 사람과 눈도 잘 마주치지 못하고, 자신감이 없어 보였다. 일용직 근로자로 일하면서 월 100만 원 정도를 벌었다. 100만 원 중 70만 원을 퍼스널 트레이닝 비용으로 내야 했기에 부담스러울 텐데도 그는 몸을 만들고 싶다며 등록했다. 수업이 없는 날에도 빠지지 않고 개인 운동을 나왔고, 그가 꿈꾸던 멋진 몸을 4개월 만에 완성할 수 있었다. 물론 프로필 촬영도 성공했다.

사진 촬영 후 운동을 그만둘 때의 모습이 떠오른다. 말과 행동에 힘이 붙었고, 자신감이 묻어났다. 처음 왔을 때 의기소침하던 모습은 찾아볼 수 없었다. 더 기쁜 소식은 그가 꽤 건실한 중견 기업에 취업했다는 사실이다. 외모가 바뀌고 대인관계에 대한 자신감이 생기고, 그로 인해 원하는 직장에 들어갈 수 있었던, 선순환의 모델이 된 회원이었다.

내 회원들 대부분은 외모의 변화에만 머물지 않고, 그 변화를 통해 삶의 방식을 바꾼다. 그들의 삶에서 운동은 이미 일부가 되어 있다. 거기서 얻은 에너지를 통해 자신의 직업적 잠재력을 끌어올려 성공 가도를 달리는 회원들이 많다. 하는 일 외에 가족 관계, 대인 관계에서도 역시 자신감 있는 모습을 보여 준다. 몸을 바꾸는 것이 단순히 건강해지기 위한 노력으로만 보이지 않는 이유다.

비용을 투자해서라도 좀 더 어리고 젊을 때 근력 운동을 습득해야 한다. 일찌감치 근력 향상을 하여 자신의 체력과 외모에 대한 자신감을 가질 것을 권한다. 이는 학업, 취업, 이성 관계, 그리고 전체적인 삶의 질이 모두 긍정적으로 변화할 기회를 만들기 때문이다. 생각해 보라. 당신이 꿈꾸던 몸을 가지게 되었다. 그로 인해 체력도 좋아졌다. 지금의 몸에 걸맞는 옷을 선택하고, 그 몸에 어울리는 말과 행동을 하게 될 것이다. 당신을 칭찬하고 좋아하는 사람들이 늘어나고, 그로 인해 더 좋은 모습을 보이려는 동기를 갖게 된다. 그러한 동기는 공부와 일에 매진할 수 있는 열정을 만든다. 삶의 빙식이 바뀌고, 목표가 재설정되며, 끊임없이 성취를 얻어내는 선순환의 과정. 이것이야말로 새로운 인생이 아니겠는가.

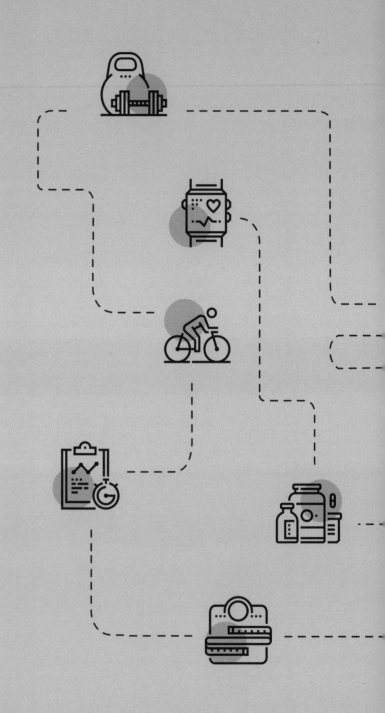

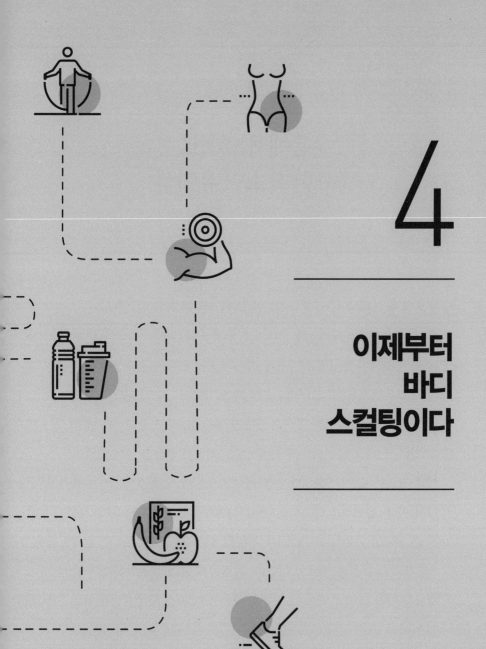

4

이제부터
바디
스컬팅이다

운동에서 의외로
중요한 요소인 유연성

운동에 필요한 요소 중 유연성은 노화의 척도라고 할 수 있다. 아이와 노인의 움직임만 비교해 보더라도 쉽게 이해가 되는 부분이다. 뼈가 연골 상태인 아이들은 가볍게 넘어지는 정도로는 큰 부상을 당하지 않을 유연성을 가지고 있다. 그러나 노인들은 근육의 퇴화로 순발력과 유연성이 저하되어 있어서 가볍게 넘어지더라도 큰 부상을 당할 수 있다. 이러한 유연성은 운동에서도 물리적인 부상을 당하지 않기 위해 필요한 요소다. 하지만 다른 운동 요소들에 비해 저평가되는 경향이 있다. 유연성은 타고나는 것이기 때문에 후천적인 노력으로 바꿀 수 없다고 생각하는 사람들이 대부분이다. 과연 그럴까?

실제로 유연성은 기르기 어렵다. 사람들이 요가원에 가서 아무리 강사를 따라 하려고 해도 안 되는 동작들이 있다. 그것은 근육베이스의 차이다. 요가 강사는 요가를 위한 근육베이스를 가지고 있지만, 요가를 배우려는 사람들은 대부분 그렇지 않다. 그렇다 보니, 억지로 따라하는 과정에서 종종 인대 부상이 따르기도 한다.

근육은 마치 고무와 같은 탄성을 지녀서 유연성의 기초가 된다. 사람들이 대부분 '근육' 하면 떠올리는 것이 보디빌더의 몸이기 때문에 의아할 수도 있다. 하지만 근육은 큰 근육(백근, 순발력을 위해 필요한 근육)만 있는 것이 아니다. 마라톤 선수들의 근육처럼 작은 근육(적근, 지구력을 위해 필요한 근육)도 있다.

예를 들어, 골프를 잘 치기 위해서는 관절의 유연성이 무엇보다 필요하다. 관절의 유연성을 위해서는 골프를 위한 근육베이스를 만들어야 한다. 하지만 골프를 치기 전에 근육베이스를 먼저 만드는 사람들은 극히 드물다. 마라톤 동호회 사람들 역시 마라톤만 한다. 야구 동호회 사람들 역시 야구만 한다. 그들은 자신이 하는 운동 종목을 스포츠가 아닌, 취미라 생각한다. 그것이 문제다. 취미라고 만만히 봤다가 큰코다칠 수 있다. 실제로 해당 종목의 선수들은 비시즌 또는 시즌 중에도 경기 중 부상을 방지하기 위한 근력 운동을 꾸준히 한다는 것을 기억해야 한다. 이유는 간단하다. 근육의 질을 높여서 근육이 녹슬고 관절이 굳는 것을 방지하기 위해서다. 그래야 시즌 중에 경기력을 유지할 수 있기 때문이다.

농구를 한다고 가정해 보자. 공을 넣기 위해 점프를 했는데, 상대 선수가 방해하기 위해 앞에 떠 있다. 점프를 한 상태에서 속임수를 써서 벗어나려면, 상당한 협응성과 유연성이 필요하다. 유연성이 없다면 상대 선수의 방해에 휘말리거나, 방해를 피하기 위해 몸을 비틀다 다칠 수 있다. 이와 같이 유연성은 모든 스포츠 상황에서 중요한 운동 요소다. 그래서 나이가 들면 농구나 축구 같은 격렬한 스포츠를 멀리하게 되는 것이다. 일부러 멀리하지 않더라도, 한번 다치면 자연스럽게 멀어질 수밖에 없다. 회복 과정에서 상당한 근육이 소실되는 데다, 관절의 유연성도 떨어져서 이전과 같은 경기력을 보여줄 수 없게 된다. 경기력이 떨어지니 팀 내에서의 입지가 좁아질 수밖에 없다. 결국 동호회에서도 은퇴 수순을 밟게 된다. 이러한 상황을 막기 위해서는 근력 운동을 시작해야 한다. 근육을 통해 순발력과 유연성을 향상시키면, 곧 전보다 더 좋은 경기력을 만들 수 있기 때문이다.

유연성을 기르는 방법은 따로 있는 것이 아니다. 근육베이스를 만들면 된다. 앞서 언급했듯 근육은 탄성을 가지고 있다. 전문적인 선수든 취미로 활동하는 선수든, 자신이 하는 스포츠에서 원활한 움직임을 도와주는 근육군을 만들어야 한다. 스포츠를 하다가 근육이나 인대, 건이 손상되었을 경우에는 건강하게 회복하고 유지할 수 있도록 재활 트레이닝을 기치는 것이 좋다. 재활 트레이닝은 근육베이스를 만들어 유연성을 확보하는 것에 중점을 둔다.

즉, 근육베이스를 만드는 것은 몸의 유연성을 기르는 것이고, 유연성을 기르면 스포츠 활동 시 우리 몸을 안전하게 보호할 수 있다.

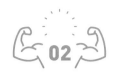

바디
스컬팅이란?

바디 스컬팅이란 '바디(Body, 신체)'와 '스컬팅(Sculpting, 조각하기)'의 합성어다. 말 그대로 '살아 있는 사람의 몸을 조각해 주는 것'을 말한다. '몸을 만든다'는 개념은 트레이닝과 크게 다르지 않지만, 운동을 하는 대상이 꿈꾸던 몸을 가질 수 있도록 끊임없이 동기 부여를 하며, 목표를 이룬 후에도 스스로 몸을 관리·유지·개선할 수 있는 셀프 트레이너가 되도록 하는 것을 목표로 한다는 점에서 다르다. 누구나 트레이닝을 받을 수 있지만, 바디 스컬팅의 차원으로 나가는 경우는 드물다.

　바디 스컬팅은 그 대상을 원하는 방향으로 설득시키는 과정이 필요하다. 회원의 몸이 좋아졌다 하더라도 스스로 운동할 수 있는 능력을 갖춰야 하는 이유를 납득시키지 못한다면 이탈할 수밖에 없다. 그러면 실패한 트레이닝이 된다. 즉, 누구에게나 믿음을 줄 수 있을 정도의 전문 지식(트레이닝 방법, 개인별 영양 관리, 체형 교정 능력)과 설득력(운동 철학과 신념, 인문학적 사고)을 갖추고 있어야, 지속할 수 있는 힘도 줄 수 있다. 무엇이든 지속 가능하다면, 결과는 반드시 나온다.

누구나 트레이너가 되어 회원들을 가르칠 수 있다. 하지만 누군가의 인생을 바꿔줄 정도의 힘을 주기 위해서는 그만큼 많은 전공 지식과 임상 경험, 성공 사례, 운동 철학, 소통 능력, 설득력 등을 구비해야한다. 거기에 말로는 설명해 줘도 따라 할 수 없을 정도의 독창적인 운동 방법이 포함되어야 진짜 바디 스컬터다. 20년 동안 트레이닝을 해 오면서 셀 수 없이 많은 트레이너들을 겪어 봤다. 그런데 실기 능력은 있어도, 그 외의 것들이 왜 필요한지 이해할 정도의 인내심과 인문학적 사고를 겸비한 트레이너들은 없었다. 이는 현재 트레이너 양산 시스템의 문제이기도 하다. 나는 수도 없이 청출어람靑出於藍 할 수 있는 수제자를 꿈꿔왔지만, 돌아오는 것은 배은망덕背恩忘德이었다. 남들이 하지 못하는 것을 할 수 있어야 블루오션 아니겠는가. 그러기 위해서는 무엇보다 독창적인 사고가 필요하다. 때로는 독창적인 사고로 인해 '돌아이'라는 소리를 듣기도 한다. 사실 바디 스컬티는 돌아이만이 할 수 있다고 생각한다.

웃기려고 돌아이 운운하는 것이 아니다. 남과 다르게 생각하지 않으면, 결과도 다르지 않게 나온다. 그래서 나는 돌아이를 좋아한다. 모든 돌아이들은 남다르다. 그 남다른 관점이 차이를 만들 수 있다. 결과에서 차이를 이끌어낼 수 있는 트레이너가 바디 스컬터고, 그들이 하는 트레이닝이 바디 스컬팅이다.

성공적인 바디 스컬팅을 위한 10가지 핵심

근력 운동 초보자들을 교육하기 위한 3요소를 명심하라

고립(Isolation): '고립'은 이 책에서 자주 사용되는 말이다. 직립 보행을 하는 인간에게 가장 바르고 이상적인 자세라고 할 수 있다. 하지만 일상생활을 하면서 고립은 무너질 수밖에 없다. 바른 자세 잡기에 좋은 의자나 각종 도구를 사용한다 하더라도, 의식하지 않으면 계속해서 유지하기 힘든 자세다. 오랜 세월 잘못된 자세의 관성을 가지고 있는 사람들은 고립에 익숙해지기 힘들다. 근육 베이스가 무너져 있는 상황에서는 오히려 무너진 자세가 편안함을 줄 수 있기 때문이다. 하지만 그러한 편안함이 독이 되어 체형 불균형과 왜곡을 불러올 수 있다. 그렇기 때문에 인위적인 각성을 통해 반복적으로 바른 자세를 만들어 주어야 한다. 근력 운동을 통해 근육을 만드는 상황에서, 트레이너는 천 번이고 만 번이고 자세에 대한 잔소리를 해서라도 회원의 자세 관성을 만들어 주어야 한다. 피트니스 센터에서 전문가에게 근력 운동을 배우지 않고 혼자 하는 사람들의 대다수가 고립이 무너져 있다. 이러한 점을 감안하면, 고립 자세만 제대로 배워도 체형을 상당히 많이 교정할 수 있다. 단, 하체 운동 시에는 고립이 중요한 요소가 되지는 않는다.

호흡(Breath): 근력 운동에서의 호흡은 살기 위해 하는 것이 아니다. 그렇기 때문에 숨을 들이마실 필요가 없다. 오로지 내쉬는 호흡만 하면 된다. 그렇다면 근력 운동에서의 호흡은 왜 하는 것일까? 단시간에 힘을 쓰는 역도와 같은 종목에서 파워리프팅은 무호흡으로 하지만, 근육을 만드는 운동처럼 반복이 필요한 경우는 호흡을 통해 단련한다. 즉, 호흡이 리듬이 되는 것이다. 초보자일수록 운동의 리듬을 만들기 힘들다. 그래서 근력 운동을 처음 배울 때 호흡하는 관성을 만드는 것이 중요하다. 그렇다면 언제 내쉬면 될까? 답은 힘을 주고 난 후 정점에서 순간적으로 내쉬는 것이다. 리듬을 위한 것이므로 길게 내

쉬는 것이 아니라 짧게 '후' 하고 뱉어 주면 된다. 미는 운동을 할 때는 밀고 나서 '후', 당기는 운동을 할 때는 당기고 나서 '후' 하고 내쉰다. 즉, 미는 운동에서는 미는 것이 힘을 주는 것이고, 당기는 운동에서는 당기는 것이 힘을 준다는 뜻이다. 트레이너는 회원이 힘을 주고 자연스럽게 '후' 소리가 나올 때까지 반복해서 피드백을 주어야 한다. 즉, 호흡이 관성이 될 때까지 회원에게 잔소리를 멈춰서는 안 된다.

박자(Tempo): 고립, 호흡과 더불어 박자는 근력 운동을 배우는 초보자에게 제일 먼저 관성이 되어야 할 요소다. 힘을 줄 때는 빠르게(Quick), 다시 원위치로 돌아갈 때는 느리게(Slow) 박자를 탄다. 이러한 박자가 관성이 되도록 트레이너는 수업 시간 내내 끊임없이 'Quick'과 'Slow'를 외쳐야 한다. 박자는 개인에 맞게 실시하며, 힘을 줄 때 '하나', 돌아갈 때 '둘, 셋', 또는 '넷, 다섯'까지 갈 수도 있다. 즉, 힘을 주는 상황과 원위치로 돌아가는 상황의 박자를 서로 달리하는 것이다. 호흡과 함께 설명하면, '하나'에 힘을 주고, 정점에서 '후', 그리고 '둘, 셋'과 동시에 원위치로 돌아가면 된다.

이 책에 나오는 모든 동작에서 고립, 호흡, 박자는 다 일정하다고 생각하면 된다. 즉, 상체 운동에서 고립 동작을 구현하고, 상·하체 운동에서는 '하나'에 힘을 주고 '후' 하고 호흡을 내쉰 후, '둘, 셋'에 원위치로 돌아가면 된다. 초보자들에게 이러한 관성을 만들어 주었을 때 상당한 자신감이 생기는 걸 볼 수 있다. 하지만 이처럼 기본적인 요소를 중요하게 생각하지 않는 트레이너들도 있으니 선택 시 주의를 기울여야 한다.

개인차에 맞게 관절의 가동 범위를 줄이거나 늘려 주어라

처음부터 정확한 동작을 요구하지 말고 개인에게 맞는 수준으로 가동 범위를 정하여 시작한 후 조금씩 늘려 준다. 즉, 기초 단계부터 상위 레벨에 이르기까지 가동 범위를 세분화하여 실시해 주는 트레이닝이 필요하다. 이를 '세미 포지션(Semi Position)'이라 명명하였다.

운동 종목을 단순화하라

처음부터 다양한 운동들을 선택하기 보다는 했던 동작을 반복해서 실시한다. 기준은 '잘할 때까지'다. 즉, 고립 자세가 무너지지 않고 호흡과 박자가 정확하게 조화를 이룰 때까지, 부위별 운동 종목을 바꾸지 않고 똑같은 동작을 실시한다. 근육의 베이스를 잡는 것이 우선이기 때문에 처음부터 운동 종목을 다양화할 필요는 없다.

규칙적으로 반복하라

이번 주 월요일에 한 운동을 다음 주 월요일에 반복해서 해야 한다. 흥미를 위해 비슷한 동작들을 다양화시킬 수도 있으나, 초급자에게 이미 근력 운동은 힘들고 어렵다. 종목을 규칙적으로 반복하다 보면, 어느 순간 자세의 완성도가 높아진다.

근육베이스를 완성하라

부위별 근육 운동을 하다 보면, 명확히 힘이 들어가는 것이 느껴질 때가 온다. 걸리는 기간은 개인마다 차이가 있다. 이렇게 근육베이스가 완성이 되면(MBT, Muscle Base Training), 다양한 종목들을 선택하여 트레이닝 하더라도 어렵지 않게 따라 할 수 있다.

근육의 질을 높이면서 근육 분할을 시도하라

근육에 힘이 들어가기 시작하면 부위별 종목을 다양화하고, 점증부하와 과부하를 통해 근육의 질을 높일 수 있다(MQT, Muscle Quality Training). 근육베이스가 만들어진 상황이기 때문에 부위별로 근육을 나누어 줄 수 있는 트레이닝이 가능하다. 이렇게 근육이 나뉘어지면 쓸데없는 근육의 개입을 막아 체형이 왜곡되는 것을 막을 수 있다.

니즈에 부합하는 트레이닝을 시작하라

이제부터는 본격적인 몸 만들기가 시작된다. 원하는 몸을 만들기 위해 프로그램(커리큘럼)을 계획하고, 그로 인해 동기를 이끌어낼 수 있다. 또한 이때부터 심장을 단련시킬 수 있는 과한 유산소 운동도 가능하기 때문에 심장 강화를 위한 근력 운동(HBT, Heart Beat Training)도 계획할 수 있다.

꿈꾸는 몸을 실현하라

이제 자신이 꿈꾸는 몸을 만들 준비가 되었다. 프로필 촬영이나 각종 대회 참가와 같은 이벤트에 도전하는 것도 좋다. 다이어트와 근육 생성의 메커니즘을 이해하고 탄수화물 벤딩, 로딩, 수분 조절과 같은 과정을 통해 좀 더 몸에 대해 예민하게 알아 나가자. 단, 선수가 되는 게 목표가 아니라면, 이 과정은 축소시켜 하는 것이 좋다. 간이나 신장에 무리가 갈 수 있고, 심지어 수명을 단축시킨다는 연구 결과도 있다.

셀프 트레이너가 되어라

스스로 프로그램을 계획하고 실천할 수 있는 것은 물론, 식이 요법과 운동을 병행할 수 있는 능력까지 만든다. 더 나아가 자신은 물론 주변인까지 가르칠 수 있는 수준으로 끌어올려야 한다. 바로 셀프 트레이너가 탄생하는 순간이다.

새로운 인생으로 나아가라

지금까지 실천하지 못했던 많은 일, 학업, 인간관계 등에 좀 더 자신감 있는 모습으로 매진하라. 운동 수준과 식습관, 삶의 많은 모습들이 달라질 것이다.

고립 자세

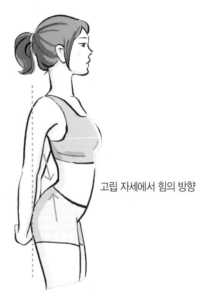

고립 자세에서 힘의 방향

서 있을 때 어깨선과 엉덩이선을 일직선에 둔다.

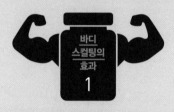

바디
스컬팅의
효과
1

노화를 촉진하는
수술을 피할 수 있다

01

수술과 시술이
무조건 정답은 아니다

꼭 운동을 통한 부상이 아니더라도, 잘못된 자세 습관이나 관성으로 인해 통증이 유발되는 경우가 많다. 통증을 견디다 못해 병원을 찾으면, 대다수의 대형 병원은 수술을 권한다. 우리가 그토록 믿고 있는 의사 선생님의 말씀은 거스르기 힘들다. 똑똑한 환자들이 많아지기는 했지만, 계속되는 통증이 두려운 나머지 많은 이들이 결국 수술을 택하게 된다.

어떤 사람이 좋은 의사일까? 병원 경영의 관점에서 보면 수술을 권유하고 이끌어 내는 의사가 좋은 의사다. 하지만 환자의 입장에서 보면 다르다. 환자가 겪고 있는 통증의 원인을 먼저 찾아내고, 그 원인을 제거할 수 있는 방법이(수술뿐이라면 어쩔 수 없지만) 있다면 그 방법을 알려 주어야 좋은 의사다. 하지만 환자 입장에서 나쁜 의사들은 자신만 똑똑한 줄 안다. 수술 말고 다른 방법은 없다고 단언한다. 자, 여기서 초래되는 문제점들을 짚어 보자.

첫째, 수술을 했다고 가정하자. 그것도 아주 잘 되었다. 하지만 부분적인 수술이라 하더라도 대부분은 전신 마취를 해야 하고, 칼을 대서 몸을 열거나 살짝 찢어서 관절경을 집어넣어야 한다. 그것 자체로 노화의 원인이 된다.

둘째, 수술 후에는 대부분 오랫동안 움직이지 못하게 한다. 이때 회복 과정에서 오는 근육의 손실은 어떡할 것인가? 이 역시 엄청난 노화를 불러온다. 하체의 경우 회복되고 걸어 다니면 자연적으로 근육이 생기긴 한다. 하지만 근육 밸런스가 무너지며, 회복되더라도 관절의 가동 범위를 이전의 수준으로 되돌리기는 힘들다.

셋째, 수술로 인해 어느 한쪽을 못 쓰게 되어 다른 한쪽만 주로 써야 하는 경우 또다시 근육 밸런스가 무너진다. 아프지 않았던 쪽에도 과한 사용과 잘못된 사용으로 장애나 부상이 올 수 있다.

수술로 인한 일상생활 파괴나 정신적인 충격은 둘째 치더라도, 위와 같은 문제는 간과할 수 없는 부분이다. 환자에게 나쁜 의사일수록 당장 아픈 부위가 문제이지, 2차, 3차적으로 올 수 있는 문제점은 보지 못하거나 상관하지 않는다.

내가 활동하고 있는 사회인 야구팀 감독이 내 회원이 되었다. 송기정(43세, 사업가) 회원이다. 배가 많이 나오고, 하체에 근육보다 지방이 많은 보통 체형을 가지고 있었다. 특이점은 목이 보이지 않을 정도로 어깨가 올라와 있고, 그러다 보니 승모근이 발달해 있었다. 야구를 할 때 타자를 하더라도 하체보다는 상체 위주의 스윙을 많이 한 결과다. 또한 걸음걸이가 펭귄 걸음걸이(보폭이 좁은)이길래 이유를 물어보았

더니, 어릴 때 사고로 골반을 다친 적이 있다고 했다. 다친 후 별다른 재활 운동을 안 했기 때문에 고관절의 유연성이 떨어져 일찍 노화가 생긴 것이다.

그는 평소 야구를 잘하고 싶어 하지만, 몸이 따라주지 않았다. 야구 경력이 오래되다 보니, 관록만으로 경기를 하는 스타일이다. 그러던 어느 날, 시합 도중 홈으로 쇄도하는 동작에서 포수와 충돌하고 쓰러졌다. 뛰는 동작과 같은 기초 능력의 한계가 드러난 거였다. CT 검사 결과 왼쪽 무릎 반월상 연골판이 떨어져 나와 있었다. 큰 정형외과 두 군데를 갔었는데, 답은 수술이었다.

"수술하랍니다. 어쩌죠?"

"못 걷는 건 아니지? 잘 아는 병원 없니?"

"아는 형님이 하는 정형외과가 있어요."

"거기 가서 다시 물어봐."

며칠 후, 연락이 왔다.

"이곳에서는 수술 안 하고 재활해도 된대요."

"오케이. 재활로 가자."

사실 의사의 판단은 중요하다. 자신의 의료 행위에 책임을 져야 하는 사회적·법적 지위를 가지고 있기 때문이다. 덮어놓고 수술을 권하는 것보다는 수술 전에 시도해볼 수 있는 다양한 방법을 알려 주는 의사가 좋은 의사라고 생각한다.

재활이 가능하다는 의사의 의견을 바탕으로 송기정 회원의 재활 운동을 시작하였다. 체중을 줄이며 온몸에 근육베이스를 붙여 주었고,

하체는 다친 무릎의 통증 정도를 감안하여 가동 범위를 늘려가며 근육을 붙였다. 그 결과 재활 3개월 만에 다시 야구 시합을 할 수 있을 정도로 무릎 상태가 좋아졌다. 만약 이 병원, 저 병원 다니면서 한 달이라는 시간만 끌지 않았다면, 더 빨리 회복되었을 것이다. 재활을 시작했을 때는 이미 한 쪽 다리만 지지하고 걷는 상태여서, 다리 두께에도 상당히 차이가 있었다. 지금은 다치기 전보다 더 좋은 스윙을 하고 잘 뛰며, 없던 허리 라인이 생겨 팀원들의 부러움을 사고 있다.

"이게 바로 전화위복이네요."

송기정 회원의 말이다.

살아가면서 또다시 다칠 수 있다. 떨어지려고 했던 연골이 완전히 떨어져 나갈 수도 있고, 그러지 않을 수도 있다. 하지만 중요한 것은 지금 당장 노화를 재촉할 필요는 없다는 것이다. 좀 더 질 좋은 근육을 만들어 유연성을 확보해 주고 체형을 교정한다면, 또다시 다치더라도 훨씬 무리가 덜 가고 빠르게 회복할 수 있다.

바디 스컬터의 운동 제안

무릎이 아플 때 하는 재활 운동

무릎에 올 수 있는 가장 흔한 부상 부위가 무릎 안쪽과 바깥쪽에 하나씩 들어가 있는 반월상 연골판이다.(248쪽 참고) 반월상 연골판은 둥근 대퇴골과 평평한 경골이 만나 무릎 관절을 이룰 때, 바깥쪽에 생기는 공간을 채워서 무릎에 가해지는 충격을 흡수해 주는 구조물이다. 비교적 가벼운 충격에도 뜯겨 나가기 쉽고, 보통 전부 뜯겨 나가기보다 부분적으로 뜯긴다. 이때 관절경을 통해 뜯겨 나간 부위를 제거해 주는 수술이 일반적이다. 봉합하려면 지나가는 혈관이 근처에 있어야 하고, 수직으로 떨어져 나가야 하는 등 조건이 있어 봉합할 가능성은 10% 내외다. 그래서 대부분은 전체 제거술을 실시한다. 보통은 관절경 수술을 통해 2~4곳 정도 1cm가량 찢어서 실시한다. 빠르면 3주 후에는 스포츠 활동도 할 수 있다.

단순히 반월상 연골판만 뜯어진 상황이라면, 근육 운동을 통해 재활을 해 주는 것이 좋다. 단, 뜯겨 나간 연골판이 관절의 움직임을 방해하거나, 나머지 부분까지 뜯어질 수 있는 경우라면 수술을 해야 할 수도 있다. 그런 경우를 제외하면 연골판의 역할이 충격 흡수임을 감안할 때, 질 좋은 허벅지 근육을 만들어 충격을 대신 흡수할 수 있도록 만들어 주는 것이 좋다. 그 외에도 십자 인대나 측부 인대가 동시에 완파되는 상황일 때도 수술을 해 주어야 한다. 두 부위에 문제가 발생했기 때문에 복합 골절로 볼 수 있다. 좀 더 쉽게 설명하면, 발을 땅에 디딜 수 없을 정도의 통증이 수반되는 상황이라면 수술을 받아야 하고, 그렇지 않을 경우 근력 운동을 포함한 보존 치료와 재활 트레이닝이 더 나을 수 있다.

재활 트레이닝을 할 때 주의해야 할 점이 있다. 기본적으로 근력을 강화할 수 있는 운동을 실시하되, 비교적 통증이 없는 가동 범위까지로 제한해 주어야 한다. 무릎에 부담이 덜 가는 둔근이나 대퇴근 상부와 내전근을 먼저 만들어 주는 것이 바람직하며, 무릎의 압력이 높아지는 레그프레스나 스쿼트 동작보다는 무릎의 압력을 낮추며 근력을 향상시킬 수 있는 레그익스텐션(Leg Extension, 다리를 펴는 운동) 동작을 통해 기초 근력을 만들어 주는 것이 좋다. 레그프레스 같은 운동을 할 때도 가벼운 무게로 둔근이나 내전근을 만들 수 있는 스탠스와 동작으로 실시한다. 스쿼트의 경우는 기둥이나 손잡이 등을 잡고 관절의 가동 범위를 넓혀 가면서, 무릎보다는 허벅지 상부와 엉덩이 근육에 힘이 들어갈 수 있게 재활 프로그램을 만드는 것이 필요하다.

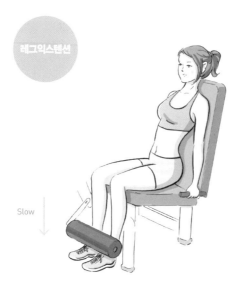

Slow

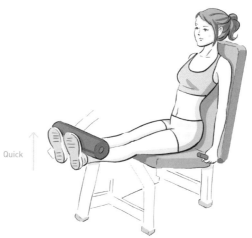

Quick

다리를 올리고 나서 호흡을 내뱉는다.

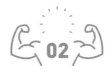

내 몸을 바로 알아야
통증을 없앨 수 있다

요즘 생산되는 자동차에는 컴퓨터가 탑재되어 있다. 타이어에 못이라도 박히면 곧바로 공기압 이상을 알려 준다. 그밖에도 문제가 생길 때마다 신호를 보낸다. 사람의 몸에도 문제가 생기면 증상이 나타나고, 통증이라는 신호를 보내 이상이 있음을 알려 준다. 자동차의 문제는 안전과 직결되기 때문에 곧바로 조치를 취한다. 그런데 정작 중요한 자신의 몸에 대한 조치는 바쁜 일정 뒤로 미뤄지기 일쑤다.

우리는 통증이 올 때 무심히 지나칠 때가 많다. 특히 통증의 원인을 파악하는 것은 본인의 역할이 아니라고 생각한다. 견딜 수 있는 통증은 견디고, 견딜 수 없을 때는 병원에 가면 된다고 생각한다. 이처럼 안일하게 생각하는 사람들은 대부분 제대로 다치거나 아파 보지 않은 것이다. '지금까지 괜찮았으니까 앞으로도 괜찮겠지' 하고 생각한다.

물리적인 관점에서 예를 들어 보자. 무릎에 통증이 있다. 시큰거리고 찌릿찌릿한 것이 기분이 좋지 않다. 잠깐 이유를 생각해 본다. 하지만 오래 생각하지 않는다. '곧 나아지겠지' 하는 생각으로 끝이다. '먹고 살기도 바빠 죽겠는데, 지금까지 멀쩡했던 몸이 어떻게 되기야 하겠어?' 하면서 몸이 보내는 신호를 무시한다. 통증의 원인을 찾는 것도 몸에 대한 애정과 지식이 있어야 가능하다. 이 책을 읽고 있는 당신은 그래도 몸에 대한 투자를 하는 셈이니 다행이다.

자, 이제부터 몸에 대한 애정과 지식을 갖기로 했다. 그러면 몸에 대해 어떻게 알 수 있을까? 일단 중요한 관절들을 움직여 봐야 한다. 규칙적으로 꾸준히 움직일 수 있는 방법은 가까운 피트니스 센터로 가서 부위별 근력 운동을 하는 것이다. 그래야 내가 가지고 있는 어깨, 가슴, 윗등, 아랫등, 팔꿈치, 손목, 고관절, 무릎, 발목 등의 움직임을 알 수 있다. 규칙적이고 반복적으로 하고, 무게도 과부하와 점증부하를 통해 점점 부하량을 늘려나가야 한다. 하루아침에 되지 않으므로 근력 운동의 방법을 배워야 한다.

좀 더 쉬운 방법이 있다면 나른 사람의 몸을 만들어 온 임상이 많은 트레이너를 만나는 것이다. 그들은 전신 스트레칭 한 번으로 당신의 몸에 대해 많은 이야기를 해 줄 수 있다. 그렇다면 그들이 어떤 식으로 당신의 몸에 있는 문제점을 발견해 내는지 가정해 보자.

사례 1

회원 허리가 아파요.

운동 전문가 혹시 진단 받은 병명이 있나요?

회원 네. 허리 아래쪽에 디스크 증상이 있다고 하더군요.

운동 전문가 요추 몇 번인지 정확히 모르시나요?

회원 4~5번이었던 것 같아요.

운동 전문가 다음에 병원 가실 일 있으면 꼭 정확히 알아 두세요.

회원 네.

운동 전문가 척주 기립근을 만져 보니 많이 소실되어 있어요. 엉덩이가 쳐져서 허리를 받쳐 주지 못하고 있습니다. 또한 어깨가 휘어 들어가 등이 굽었습니다. 윗등이 굽다 보니, 허리가 더 굽어 디스크판이 돌출된 것으로 보입니다. 일단 기립근을 엉덩이 근육과 함께 만들어 주어야 하며, 가슴 근육과 윗등의 근육베이스를 만들어 윗등을 펴야 합니다. 또한 평소에 고립 자세(199쪽 참고)를 생각날 때마다 실시해 주세요.

사례 2

회원 무릎이 아파요.

운동 전문가 정확히 무릎 어디가 아프시죠?

회원 왼쪽 무릎 바깥쪽이 아파요.

운동 전문가 혹시 골프 치시나요?

회원 네. 가끔씩요.

운동 전문가 연습장도 가시나요?

회원 네. 일주일에 2번 정도 가요.

운동 전문가 오른손잡이시죠?

회원 아뇨. 왼손잡이인데요.

운동 전문가 골프도 왼손잡이 스윙을 하세요?

회원 아뇨. 골프는 오른손잡이용으로 배웠어요.

운동 전문가 네. 그래서 아프신 겁니다. 회원님의 근육량은 체중에 비해서 많지 않은 데다가, 하체 근력이 약한 상태입니다. 골프 스윙 마무리 시, 왼발과 왼다리를 닫아 주어야 하기 때문에 왼쪽 무릎 바깥쪽 측부 인대에 손상이 생긴 겁니다. 골프를 잠시 쉬면서 허벅지 근육과 햄스트링을 만들어 주는 운동을 시작하셔야 합니다.

사례 3

회원 목이 아파요.

운동 전문가 병원에서 진단 받은 적 있으세요?

회원 아뇨. 병원에 가보진 않았어요.

운동 전문가 참기 힘든 정도면 일단 병원에 가서 진단을 받아 보세요. 회원님이 앉아 있는 사세를 보니, 어깨가 올라가 있고 앞으로 휘어 있어서, 스마트폰을 오래 보거나, 컴퓨터 작업을 오래 한다면 상태가 더 나빠질 수 있습니다.

회원 네, 저는 종일 컴퓨터로 작업하는 일을 해요.

운동 전문가 일을 그만둘 수는 없잖아요. 지금 상태에서는 몸을 바꾸는 것이 현명합니다. 목을 보호해 주면서, 어깨를 내리고 펼 수 있는 근육군들(하부승모근, 삼각근, 소흉근, 능형근, 광배근 등)을 만들어 주어야 합니다. 그러기 위해서는 평소 고립 동작을 꾸준히 해 주어야 관성이 바뀝니다.

위의 가정들은 평소에 자주 하는 상담 내용이다. 사실 병원에 가면, 근본적인 해결보다는 주사나 물리치료, 시술 혹은 수술을 권하는 상황만 반복된다. 나아진다 하더라도 평소의 자세 습관 때문에 반복적으로 통증이 생긴다. 어떤 의사도 지금의 몸을 바꾸라고 말하지 않는다. 운동하라고 조언은 하지만, 어떤 운동을 어떻게 해야 하는지 그들도 정확히 모른다. 몸을 바꿀 수 있는 운동을 해야 통증이 없어진다. 잘못된 관성을 바로잡아야 좋은 관성을 갖게 된다. 통증이 생기는 원인은 위 가정들로도 충분히 이해가 되었을 것이다.

나쁜 자세나 습관을 바꾸지 않으면, 시술이나 수술을 해도 그 습관 때문에 원래의 몸으로 되돌아간다. 악순환을 끊는 방법은 당신도 잘 알고 있다. 선순환으로 바꾸어야 한다. 선순환으로 바꾸지 않으면, 악순환은 멈추지 않고 계속된다. 우선 자세 교정이 필요하고, 그러한 과정에서 바람직한 체형으로 바꿀 수 있도록 도와주는 근육군들을 만들어야 한다. 근육군들이 각각의 역할을 수행해 줄 수 있을 때, 체형 교정은 완성될 것이다. 이것이 선순환의 방법이다.

병원에서 모르는
통증의 원인은
운동 부족에서 비롯된다

대한민국 국민의 80%가 살아가면서 한번쯤은 요통에 시달린다고 한다. 아주 작은 통증까지 포함하면 사실 100%가 아닐까? 요통의 이유는 간단하다. 사람은 직립 보행을 하기 때문이다. 더군다나 평균 수명이 100세를 바라보는 시대에는 기나긴 인생 여정 속에서 더더욱 요통의 가능성이 커질 수밖에 없다. 셋 중 하나가 암 환자가 되는 것과 마찬가지다. 오래 살수록 아플 확률이 높아지는 것이다.

물론 직립 보행만이 유일한 원인은 아니다. 하지만 대부분의 사람은 아픈 원인을 진지하게 찾지 않는다. 단순히 살이 쪄서 아프다고 생각하거나, 평소 운동 부족으로 몸이 약해졌다고 생각한다. 물리적 통증이 있는 경우, 국민 애용 처방법인 소염진통제 '파스'를 찾는다. 이것으로 안 되면, 좀 더 참아 보거나 병원 방문을 고려한다.

병원에서의 진료는 의사들의 환자 대처 기본 매뉴얼대로 진행된다. 근래에 무리하게 움직인 적이 있는지 체크한 후, 원인을 그것으로 단정 짓고 엑스레이를 찍어본다. 엑스레이 상에 크게 문제가 보이지 않을 경우 근육 이완제 내지는 소염제를 처방한다. 그리고 무리한 운동을 금할 것을 권한다. 환자가 너무 아파서 못 견디겠다고 하면, 초음파 검사를 통해 추측의 깊이를 더한다. 여기에 관절 강화 주사나 체외 충격파가 추가되면, 비용이 늘어난다. 하지만 대부분의 환자는 실비 보험에 가입되어 있으므로 크게 신경 쓰지 않는다. 주제에서 조금 벗어난 이야기지만, 우리나라 의료 보험 시스템은 정말 잘 만들어져 있는 것 같다. 병원 가는 것을 편의점 가는 것쯤으로 생각할 수 있는 나라는 거의 없다.

진료 시 환자가 운동을 하고 있다고 한다면 그것이야말로 제대로 된 통증의 원인으로 결론 지어진다. 의사의 처방에 따라 약을 먹고, 운동을 쉬고, 상황을 지켜볼 것이다. 정말 어렵사리 운동을 해 보기로 결심한 환자는 결국 운동과 다시 멀어진다. 의사의 권고대로 모두 실행했는데도 불구하고 통증이 사라지지 않는다면, '역시 운동은 체질상 나와 맞지 않군' 하고 생각할 뿐 의사의 처방에 문제가 있다고는 생각하지 않는다. 이변이 없는 한 몸은 자연 치유 능력에 의해 회복된다. 이러한 과정을 경험한 후로는 다음 번 운동을 작심하기까지 꽤 많은 시간이 걸릴 것이다. 하지만 운동을 기약 없이 미룬 몸의 노화는 가파르게 진행된다. 다음 사례를 보자.

40대 후반의 여성이 운동을 결심하고 찾아왔다. 이분은 온몸에 관절염 증상이 있었다. 병원을 이곳저곳 전전했지만, 딱히 명쾌한 병명조차 듣지 못했다. 류머티즘이나 퇴행성 관절염은 아니라는 정도가 전부였다. 손바닥, 손가락까지 아픈 상황에서 과연 운동을 할 수 있을지 고민이 되었다. 체성분 검사를 해 보니, 명확한 것 한 가지는 보였다. 뼈를 지탱할 근육량이나 근육의 질이 현저히 낮았다. 온몸에 관절염 증상이 있을 정도면 당연한 결과다.

그 증상이 얼마나 심각한지, 취침 중 잠이 깨어 화장실에 가려고 일어났는데 가는 데 20분이 걸렸다고 했다. 그러다 아침이 되면 또다시 움직일 수 있는 수준은 된다고 했다. 게다가 기립성 저혈압 증상이 있어 아주 가벼운 운동을 해도 자주 귀가 막혔다. 이러한 귀 막힘 증상의 원인은 여러 가지일 수 있다. 보통 순환에 문제가 있는 사람이 하체 운동을 하면 하체로 혈액이 몰리는 데다, 무게의 압력을 견디는 과정에서 호흡이 무너져 이산화탄소의 농도에 변화가 생기고, 머리 쪽으로 가는 산소가 부족해진다. 그래서 빈혈이나, 귀 막힘 현상이 올 수 있다. 이 회원의 경우 3주 정도 가볍게 전신을 자극하여 혈액이 순환할 수 있도록 하는 근력 운동을 실시하였다. 그래도 아주 근력이 없는 상태는 아니었는지, 근력이 조금씩 향상되었다.

3개월이 지난 지금 아주 놀라운 변화가 일어났다. 관절염 증상이 거의 사라졌고, 운동 중 귀 막힘 현상도 거의 없어졌다. 더 지켜봐야겠지만, 내 생각에 이전 증상은 단순한 운동 부족으로 인한 순환의 문제였던 것으로 보인다. 살아오면서 운동이란 것을 해 보지 않았고, 스트레스에 쉽게 노출되다 보니, 미세 혈관에까지 산소 전달이 잘 안 되었던 것이다.

이처럼 병원에서도 정확한 진단을 받지 못한 대부분의 사람이 운동을 통해 몸 상태가 좋아졌다. 쓰지 않는 기계가 녹이 스는 것처럼, 사람의 몸도 꾸준히 움직여 주지 않으면 삐걱거리게 된다. 병원을 다녀도 통증의 원인을 찾을 수 없다면, 대부분은 운동 부족, 즉 근육 부족이 원인이다. 이때에는 평소에 쓰지 않던 부위를 규칙적으로 반복해 움직일 수 있는 운동을 하는 것이 좋다. 그렇게 하면, 부위별로 자극이 되어 몸이 부드러워질 것이다.

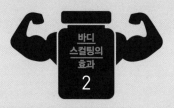

바디
스컬팅의
효과
2

내가 움직이고 싶은 대로
움직일 수 있다

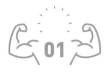

노화가 진행되어도 근육은 성장할 수 있다

어느 순간부터 다소 떨어진 거리의 횡단보도에 녹색불이 켜진 걸 보고도 뛰지 않을 때가 온다. 뿐만 아니라 평소 다니던 곳에 계단이 많으면, 돌아가더라도 다른 길을 선택하고 싶어진다. 어리고 젊을 때는 본능적으로 뛰지만, 성장이 멈추고 노화가 시작될 즈음이 되면 움직임이 점차 줄어든다. 그야말로 움직이고 싶은 대로 움직일 수 있는 것조차 부러워지는 순간이 온다. 사람마다 시기만 조금씩 다를 뿐이다.

우리의 몸은 성장을 멈추면서부터 노화가 시작된다. 거의 모든 신체 기관의 기능이 떨어진다. 이러한 노화를 운동을 통해 막을 수 있는 방법을 생각해 보자.

물리적으로는 뼈를 지탱해 주는 근육을 만들어야 하며, 화학적으로는 건강을 위한 식이와 유산소성 운동을 병행하여 심장을 중심으로 한 혈관 계통의 건강을 도모해야 한다. 물론 규칙적인 수면과 스트레스 관리를 병행해 주면 금상첨화다.

노화가 진행되는 상황에서도 성장시킬 수 있는 것이 있다. 바로 근육이다. 규칙적인 호흡과 함께 근육 운동을 해 주면 기능이 떨어져 있던 심장도 강화시킬 수 있다. 늙어가는 몸이라고 움직임을 포기하면, 당연히 몸은 더 녹슬고 굳으며 노화가 빨라진다.

근육을 만드는 게 단순히 근육량만 늘리는 수준에 그쳐서는 안 된다. 우리 몸을 구성하고 있는 206개의 뼈와 187개의 관절을 보호해 줄 수 있는 근육베이스를 만들어야 한다. 그리고 그 근육을 만드는 과정에서 왜곡되어 있는 체형을 교정해 주어야 한다. 그래야 제자리에 맞는 질 좋은 근육이 만들어질 수 있다.

예를 들어, 어깨가 굽어 있는 상황에서 단순히 어깨 근육을 붙여 주기만 한다면, 굽는 정도가 심해져 더욱 왜곡될 것이다. 고관절이 굳어서 펭귄 걸음걸이로 걷는 상태에서는 하체 근력이 성장하기에 한계가 있다. 평소 걸음의 폭이 넓고 깊어지도록, 런지와 같은 운동을 병행해야 한다. 당신의 다리가 내반슬(오다리)이라면, 무릎이 안쪽으로 굽어서 바깥쪽으로 휘는 힘이 작용하는 것이다. 이때는 하체 안쪽 근육(내전근과 둔근)을 만들어 주어 힘이 내측으로 작용하게 만들어야 한다. 이처럼 여러 가지 신체의 문제들은 근육 운동 없이 단순 교정만으로는 고치기 힘들다.

나는 연령대와 상관없이 수많은 사람들에게 10년 전 정도의 젊음을 되돌려 주었다. 몸의 건강뿐 아니라 외모도 젊어졌다. 그리고 바뀐 외모는 더 젊어지고, 더 건강해지고 싶은 또 다른 동기를 만들어 내는 동력이 되었다.

백근을 강화하는 근력 운동

근력 운동을 따로 하지 않을 경우 30대를 기점으로 백근이 모두 퇴화된다. 앞에서 우리 몸의 근육은 천천히 오래 지속하게 만드는 적근과 순간적으로 폭발적인 힘을 내게 하는 백근으로 나뉜다고 했다. 순발력의 상징인 백근이 퇴화되면 순간 반응 능력이 떨어져, 순발력이 필요한 스포츠(야구, 축구, 농구, 배드민턴 등)를 꾸준히 해 온 사람들도 이전에 비해 경기력이 떨어지게 된다. 그래서 지속하던 운동을 포기하고, 노화를 인정하게 되는 경우가 많다. 그러나 이는 나이를 먹어서가 아니라, 순발력을 만드는 근육의 퇴화로 경기력이 떨어진 것이다.

이런 경우 백근을 강화해 줄 수 있는 근력 운동을 꾸준히 하면, 원래 가지고 있던 경기력을 회복시킬 수 있다. 무조건 노화라고 생각하지 말고 당장 백근을 만들 수 있는 운동을 시도해 보자. 그러면 스포츠 동호회 내에서도 경기력을 인정받을 수 있을 것이다.

내 몸의 문제를 파악한 후
체형 교정부터 시작하자

요즘은 나이와 상관없이 윗등이 굽어 있는 사람들이 많다. 스마트폰과 운동 부족 등이 주된 원인으로 보인다. 단순히 윗등만 굽는다면 별 문제가 없지만, 그로 인해 2차 왜곡 증상들이 나타날 수 있어 위험하다. 일단 윗등이 굽으면, 거북목과 라운드 숄더가 될 가능성이 높아진다. 또한 아랫등(허리) 역시 굽게 되어 추간판 탈출증이나 왜곡과 같은 디스크 증상이 수반될 수 있다. 그래도 방치한다면, 3차 왜곡 증상인 회전근개 파열, 팔꿈치 통증, 무릎 통증이 올 수 있다. 3차 왜곡 증상은 골프나 배드민턴, 테니스, 야구 등과 같은 스포츠 활동을 할 경우 증상이 더욱 심각해질 수 있다.

이러한 문제점들을 바로잡아 주는 게 근육이다. 근육은 다른 말로 '골격근'이라 한다. 말 그대로 뼈와 뼈 사이에서 뼈를 보호해 주고 견인해 주는 역할을 하는 것이 골격근이다. 그만큼 역할이 중요하기 때문에 체형이 교정되지 않은 상태에서 만들어진 근육은 자칫 몸을 더

심하게 왜곡시킬 수 있다. 특히 윗등이 굽어 있는 상태에서 근육 운동을 무리하게 하면 윗등은 더 굽는다. 그 결과로 유연성이 저하되고 노화가 가속화된다.

2018 아시안게임 축구 국가대표 주장이자, 현재 영국 프리미어리그에서 뛰고 있는 손흥민 선수의 경우를 예로 들어 보자. 손흥민 선수는 탑클래스 선수답게 좋은 피지컬을 가지고 있다. 그런데 손흥민 선수의 팬이자 트레이너로서 그의 몸에서 아쉬운 게 있다면 윗등이다. 지금이야 현역으로 뛰고 있고 강한 하부 승모근이 목을 잘 받쳐주고 있지만, 은퇴 후 방치한다면 부상의 원인이 될 가능성이 있다. 근육을 만드는 웨이트 트레이닝을 할 때 좀 더 주의를 기울여 등이 펴질 수 있는 운동을 한다면, 목이나 어깨 부상을 막을 수 있을 것이다. 물론 훗날 은퇴한 이후에 시도하는 것이 좋다.

세계적인 스트라이커인 호날두 역시 마찬가지다. 축구라는 경기가 그라운드와 시선의 간격이 가까워야 경기력이 좋아질 수 있기 때문에 윗등이 굽어야 유리할 수 있다. 따라서 현역에 있을 때는 체형적인 문제가 크게 대두되지 않는다. 하지만 은퇴하고 나서는 충분히 문제가 될 수 있는 만큼 관리를 해 주어야 한다. 포털 사이트에서 손흥민 선수와 호날두 선수의 사진을 찾아서 유심히 살펴보면 무슨 말인지 확인할 수 있다.

그렇다면, 올바른 체형은 어떤 체형일까? 보기 좋은 체형과 올바른 체형은 크게 다르지 않다. 어깨선과 엉덩이선이 일직선에 있고, 허리라인이 안으로 잘 들어가 있는 체형이다. 그러한 자세를 구축하면서 근육을 만드는 행위를 동시에 실시해야 한다. 체형은 관성에 의해 만들어지는 것이기 때문에 평소 올바른 체형에 맞는 동작을 습관적으로 해 주어야 하며, 그 자세에서 근력 트레이닝에 들어가야 한다. 즉, 습관적 자세와 트레이닝 자세가 일치할 수 있도록, 그리고 몸에 관성이 될 수 있도록 만들어 주는 것이다. 한 번 알고 끝내는 것이 아니라 끊임없이 자세를 바로잡아 나가면서 운동을 해야 관성이 생길 수 있으니, 섬세한 트레이너의 잔소리가 필요하다.

바디 스컬터의 운동 제안

등을 펴 주는 운동

등이 굽으면 펴는 운동을 해야 한다. 등을 펴는 운동을 할 때 중요한 것은 어깨선이다. 앞서 설명한 것처럼 서 있을 때의 어깨선이 엉덩이선과 일직선이어야 올바른 자세로 근력 운동을 할 수 있다. 상체 운동을 할 때는 앉거나 눕더라도 고립 자세가 나와야 정확한 근 자극이 가능하며, 체형의 왜곡을 줄일 수 있다. 웨이트 트레이닝을 제대로 배우지 못한 사람들에게서는 이러한 고립 자세를 보기가 힘들다. 다른 것은 몰라도 이 고립 자세부터 먼저 제대로 만드는 노력을 해야 한다. 그래야 근력 운동을 통해 등과 어깨를 펼 수 있다.

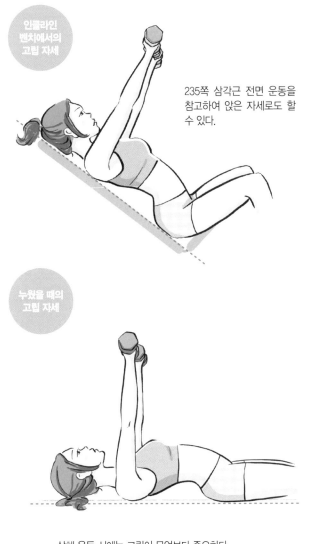

235쪽 삼각근 전면 운동을 참고하여 앉은 자세로도 할 수 있다.

인클라인 벤치에서의 고립 자세

누웠을 때의 고립 자세

상체 운동 시에는 고립이 무엇보다 중요하다.

유연성을 기르면
질 좋고 강한 근력을
만들 수 있다

어깨가 올라가 있거나 앞으로 휘어 있는 경우에는 제대로 된 어깨 근육, 즉 삼각근을 만들 수 없다. 어깨 관절의 유연성이 매우 낮기 때문이다. 이 경우 체형 교정을 통해 유연성을 먼저 확보하면서 근력 운동을 병행해야 한다. 어깨의 유연성 정도는 어깨 스트레칭을 통해 파악할 수 있다.

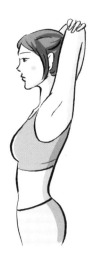
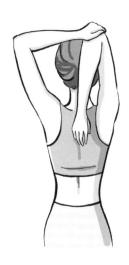

스트레칭 시 고개는 똑바로 앞을 보고 있어야 한다. 한쪽 손이 반대쪽 팔꿈치를 위에서 아래로 눌러줄 때 부드럽게 그 자세가 유지된다면, 어깨 관절 유연성에는 문제가 없는 것이다. 하지만 고개가 자동으로 앞으로 숙여진다거나, 한쪽 손이 반대쪽 팔꿈치를 수직으로 누를 수 없다면 체형 교정이 필요한 상태로 볼 수 있다.

유연성이 좋다는 말은 관절의 가동 범위가 크다는 뜻이다. 반대로 유연성이 떨어진다는 말은 관절의 가동 범위가 좁다는 뜻이다. 이렇게 유연성이 떨어지는 부위는 근육을 만들기가 어렵다. 몸을 움직일 때 주변의 다른 근육이 개입되거나, 들어가지 말아야 할 곳에 힘이 들어가기 때문이다.

일반적으로 유연성과 근력은 반대 개념으로 생각하기 쉽다. '근육'이라는 말에서 우리가 떠올리는 모습은 매우 큰 근육을 가지고 있는 보디빌더나 헤비급 격투기 선수, 역도 선수 등이기 때문이다. 하지만 이는 필요에 의해 일부러 큰 근육을 만든 경우이다. 당연히 인위적으로 크게 만든 근육들은 유연성을 떨어뜨린다. 그래서 큰 근육을 가지고 있는 사람들은 똑바로 걷는 것조차 힘들 수 있다. 하지만 여기서 말하는 근육이란, '고무처럼 탄성을 지닌 힘'이라고 생각하면 된다. 이와 같은 기초 근육은 부드러워서 유연성을 증가시키고, 그로 인해 더욱 질 좋은 근육을 만들 수 있다.

힘을 빼고 있으면, 겉으로는 근육과 체지방이 잘 구분되지 않는다. 왜냐하면 근육도 의도적으로 힘을 주지 않으면 살처럼 말랑말랑하기 때문이다. 하지만 힘을 주면, 근육은 단단해지고 체지방은 물컹거릴

뿐이다.

갑자기 누군가가 내 몸을 만지면 순간적으로 힘을 주게 된다. "뭐야, 근육도 별로 없네" 하고 그 사람이 말하면, "아니야, 다시 한번 만져 봐" 하며 힘을 준다. 많은 사람들이 한 번쯤 해 봤을 행동이다. 다시 만져 보라고 할 수 있는 사람은 그나마 운동을 조금이라도 하는 사람일 것이다. 지금 당장 당신의 엉덩이(둔근)와 허벅지 그리고 내전근을 만져 보라. 힘이 들어가면 다행이지만, 힘도 들어가지 않고 물컹거리면 언제 불쑥 당뇨, 심근경색, 뇌경색이 찾아올지 모른다.

내전근 위치

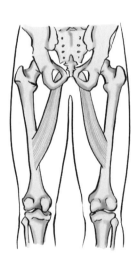

중요한 것은 근육이 있어야 힘이 들어간다는 것이다. 근육이 소실되거나 퇴화된 부위에는 힘이 들어가지 않는다. 힘이 들어가지 않기 때문에 당연히 힘을 쓰지 못하게 되고, 결국 그 부위가 약해진다. 근육이 있어야 움직임을 통해 더 많은 근육이 다져질 수 있다. 즉, 근육이 근육을 만드는 것이다. 그러므로 일단 근육베이스를 만들어 근육을 쓸 수 있는 몸을 만들어야 한다. 그래야 계속해서 근육의 양과 질을 유지하며 살아갈 수 있다. 부드러움 속에 숨어 있는 강함이 바로 근육의 내성이다. 근육의 내성을 쌓는 즐거움을 당신도 함께 누려 보기를 바란다.

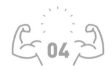

원하는 부위에 힘을 주려면
근육베이스를 만들어라

체형을 교정하고 근력을 향상시키는 트레이닝은 단순히 몇 번 한다고 해서 되는 것이 아니다. 계획성 있는 프로그램과 규칙적인 반복을 통해 조금씩 근육의 내성을 쌓아야 한다. 하지만 그 과정에서 전에 없던 근육통에 시달리게 된다. 어쩔 수 없다. 그 고통을 견뎌 내면서 같은 수준의 근 자극을 지속하면, 이후에는 고통이 줄어든다. 그리고 어느 순간 똑같은 수준의 운동으로는 통증이 생기지 않는다. 이때 운동 강도를 늘려야 한다. 강도를 높인 운동은 또다시 근육통을 유발한다. 성장을 위한 통증이 계속되는 것이다. 반대로 강도를 높이지 않으면, 통증도 없지만 성장도 없다. 이와 같은 방법으로 꾸준히 운동 강도를 높이다 보면, 더 이상 높일 수 없고 높여서도 안 되는 정점이 온다. 개인차가 있긴 하지만, 이 정점은 대부분 성별, 신장, 체중, 운동 목표에 의해 결정된다.

근육은 쓰지 않으면 퇴화된다. 특히 여성의 경우 대흉근(가슴 근육)

이 대부분 퇴화되어 있다. 가슴 근육을 쓸 일이 있어도 대신 어깨 근육이나 팔 근육을 쓰는 경우가 많기 때문이다. 앞에 언급했지만, 근육질의 남자가 가슴 근육을 움직일 수 있는 것은 가슴 근육이 퇴화되지 않았기 때문이다. 우리의 골격근은 수의근, 즉 의도한대로 움직일 수 있는 근육이다. 만약 움직이지 못한다면, 녹슬고 퇴화된 것이다.

평소에 잘 쓰지 않는 근육은 점차 소실되어 제 기능을 못하게 된다. 근육베이스를 만드는 과정은 결국 이렇게 소실된 근육, 녹슨 근육을 살려 내는 과정이라고 보면 된다. 그렇다면 평소 쓰지 않는 근육은 무엇일까? 가슴, 윗등, 허리, 엉덩이, 햄스트링 등이다. 이는 운동을 따로 하지 않으면, 평소 움직임만으로는 만들어지기 힘든 근육이다. 그에 비해, 대퇴근, 어깨, 팔, 목, 종아리 등을 보호하는 근육은 일상생활에서 자주 쓰이는 부위들이라 자연적으로 만들어져 있을 가능성이 높다. 결국 인위적으로 만들어야 하는 근육과 자연적으로 생성되는 근육으로 나뉜다. 자연적으로 생성되는 근육도 필요에 의해 더 성장시켜야 함은 물론이다. 있는 근육은 더 다지고, 없는 근육은 일정한 부위별 운동으로 새로 만들어 주어야 한다. 이 과정에서 중요한 것이 있다면, 상체의 고립, 호흡, 박자다. 정확한 자세에서 일정한 호흡과 박자로 규칙적인 반복을 실현할 수 있어야 한다. 좋은 트레이너가 옆에 있다면, 주 3회 3개월 이상이면 충분히 온몸에 근육베이스를 만들 수 있다. 다시 말해, '부위별 운동 시 그 부위의 근육에 힘이 들어가는 것을 스스로 느낄 수 있는 단계'에 이르는 것이다.

예를 들어 보자. 우리가 평소에 하는 자기부하 운동 중 팔 굽혀 펴기

Push~up는 대표적인 가슴 운동이다. 하지만 가슴 근육이 퇴화되어 있는 사람들은 팔 굽혀 펴기를 할 때 이미 가지고 있는 근육, 즉 어깨나 팔 근육을 많이 사용한다. 당연히 자세가 제대로 나올 수 없다. 그러다 보니, 팔 굽혀 펴기를 통해 어깨나 팔이 강화된다. 가슴 운동인데 어깨나 팔 운동이 된다면 그것은 신체를 왜곡시킬 위험이 있는 행위일 뿐 운동이라고 볼 수 없다. 턱걸이Chin~up 역시 마찬가지다. 윗등 운동인데도 불구하고 어깨나 팔, 목 근육을 많이 사용한다. 윗등을 펴서 올라가야 하는데, 오히려 윗등이 굽는 결과를 초래하기 때문에 신체가 왜곡된다.

근육베이스를 만들어야 하는 이유는 간단하다. 원하는 부위에 힘이 들어가도록 하기 위함이다. 몸의 근육을 균형 있게 써야 신체 왜곡을 최소화할 수 있고, 노화를 막을 수 있다. 근육, 즉 골격근의 역할은 뼈를 보호하고 견인하는 것이기 때문에 그 기초가 탄탄하게 만들어져야 한다. 탄탄하게 만들어진 근육베이스는 근육 분할을 이끌며, 이로써 다른 잘못된 힘의 개입을 막을 수 있다.

라운드숄더를 극복하는 운동

라운드숄더가 될 가능성은 남성에 비해 여성이 높다. 출산과 육아도 하나의 이유다. 또한 여성의 성호르몬인 에스트로겐은 사춘기 이후에 많은 양이 분비되는데, 사춘기에 일어나는 이차 성징으로 가슴이 커진다. 가슴의 주성분인 지방의 압박과 중력은 가슴 가까이에 있는 어깨를 앞으로 쏠리게 한다. 그리고 하나 더 이유를 들자면, 지금이야 여성들의 가슴 크기가 문제가 되지 않지만, 불과 20여 년 전까지만 해도 가슴이 크면 주위의 따가운 눈총을 받았다. 그래서 현재 40세를 전후한 세대들은 일부로 어깨를 움츠려 가슴을 숨기기도 하였다. 그런 경우 라운드숄더 증상이 더욱 심하다.

움츠러든 어깨를 펴려면, 소흉근이 필요하다. 소흉근을 쉽게 만들어 주는 운동으로 푸시업을 권하고 싶다. 일단 근력이 없기 때문에 고립 자세에서 벽을 밀어주는 방식으로 시작하는 것이 좋다. 그리고 조금씩 단계를 높여 바닥에 배를 붙이고 엎드려서 바닥을 손으로 밀어 올리는 동작을 해 주고, 이후에 무릎을 대고 하는 동작으로 진화하는 것이다. 꾸준히 10개씩 5세트 정도(세트 간 휴식 1분)를 해 주면 2~3개월 이내에 가슴 근육에 힘이 들어가기 시작한다.

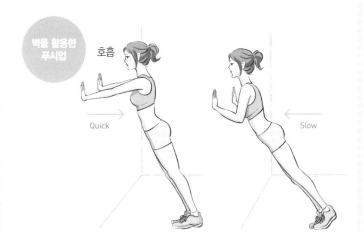

벽을 활용한 푸시업 / 호흡

Quick

Slow

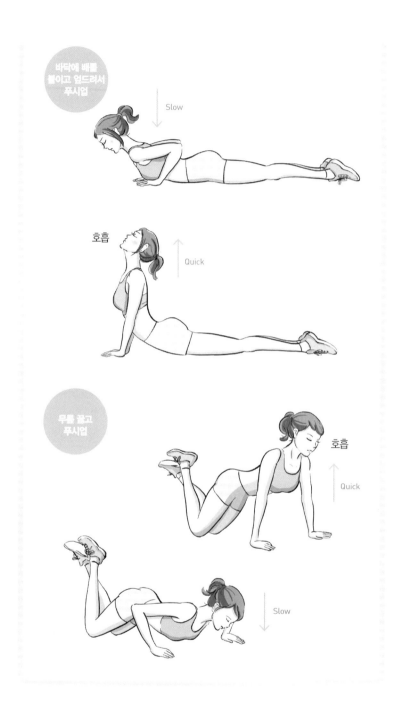

바닥에 배를
붙이고 엎드려서
푸시업

Slow

호흡

Quick

무릎 꿇고
푸시업

호흡

Quick

Slow

당신의 운동은 몸개그였다

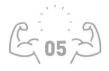

근육을 분할하면
잘못된 근육 형성을
막을 수 있다

우리는 습관대로 움직인다. 설거지를 할 때 어떤 근육을 쓰는지 생각해 보자. 대부분 목을 앞으로 늘어뜨리고 윗등이 굽은 채로 어깨나 팔, 목을 사용할 것이다. 우리가 원하는 체형(고립 자세)과 반대되는 동작 관성 때문이다. 이런 식으로 몸을 쓰면, 원하지 않는 근육들이 계속 만들어진다. 그리고 체형은 점점 이상해질 수밖에 없다. 근육의 잘못된 사용을 막으려면 근육 분할을 이뤄야 한다.

어깨 근육인 삼각근을 예로 들어 보자. 삼각근은 전면, 측면, 후면으로 분할된다. 일상생활에서 우리가 주로 쓰는 부위는 전면 삼각근이다. 물건을 나를 때, 설거지를 할 때, 아이를 안을 때, 컴퓨터 작업을 할 때, 스마트폰을 사용할 때, 하체 근육 다음으로 많이 쓰이는 근육이 전면 삼각근이다. 따로 근육 운동을 규칙적으로 하지 않는 한 발달한 전면 삼각근에 비해서 측면, 후면 삼각근은 퇴화되어 있을 가능성이 높다. 그래서 전면 삼각근의 힘이 떨어지면, 목을 받쳐 주는 승모근이나 윗등의 근육들이 사용되는 것이다.

만약 목을 지탱하는 승모근이나 윗등의 근육마저도 퇴화되어 있다면, 목이 아프고 어깨가 뻐근한 증상이 점점 심해진다. 우리가 일상생활에서 자주 느끼는 이러한 증상의 원인이 결국 근육의 부족과 잘못된 사용으로 인한 것임을 알아야 한다. 전면 삼각근에 비해 발달하지 못한 측면과 후면 삼각근으로 인해, 외모도 달라진다. 어깨가 앞을 향해 휘고 목의 길이가 짧아지면서 승모근과 윗등을 자주 사용하게 되기 때문에 윗등이 굽는 결과를 낳는다.

측면 삼각근과 후면 삼각근을 가지고 있는 사람은 어깨를 과하게 사용하더라도 힘의 분배를 할 수 있다. 목이나 승모, 윗등의 힘을 빌리지 않아도 되기 때문에 체형이 왜곡되는 것을 상당 부분 막을 수 있다. 그렇기 때문에 근육을 분할해 놓는 것이 우리의 체형 건강에 도움이 되는 것이다. 이왕 근육을 만들기로 결심했다면, 근육베이스는 물론 완벽한 근육 분할을 할 수 있을 정도로 몰입해 보는 것은 어떨까.

바디 스컬터의 운동 제안

삼각근 분할을 위한 운동

삼각근 분할을 위한 세 가지 운동을 연습해 보자.

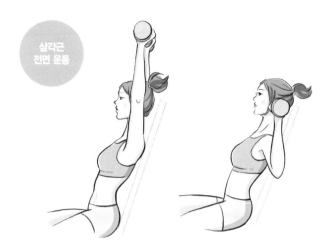

삼각근 전면은 운동을 실시하지 않더라도 이미 잘 발달되어 있으므로, 양쪽 귀를 중심으로 덤벨을 들고 밀어 주는 운동을 실시한다. 팔꿈치가 전면 삼각근과 일치하도록 하고, 덤벨의 무게는 가장 가벼운 0.5나 1kg으로 시작하여 조금씩 높이는 것이 좋다. 고립 자세를 유지하며 밀어올린 시점에서 정지한 후 호흡을 내쉰다. 올릴 때는 1박자 동안, 내릴 때는 3박자 동안 내린다.

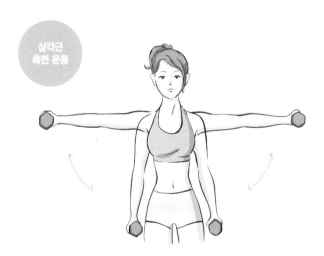

주먹을 살짝 쥐고 팔을 편 상태에서 어깨선까지 빠르게 올린 다음 천천히 내린다. 마찬가지로, 올릴 때는 1박자(Quick), 내릴 때는 3박자(Slow)로 한다. 호흡은 올린 시점에서 정지한 후 내쉰다.

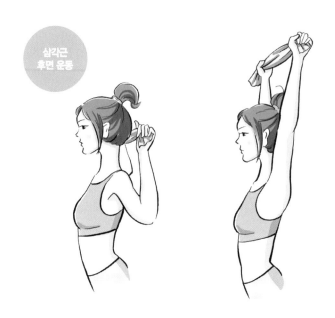

수건 끝을 양손으로 잡고 머리 뒤쪽 귀 높이에 갖다 댄다. 이때 팔꿈치는 최대한 뒤쪽으로 펴 주며, 뒤통수 위쪽으로 그대로 올려 준다. 박자와 호흡은 다른 동작과 동일하다.

한편, 걸음걸이는 나이를 먹을수록 교정하기 힘들다. 그만큼 습관으로 굳어졌기 때문이다. 걷는 모습을 통해 지금의 하체 근육이 형성되었다고 생각하면 된다. 이미 습관이 된 후에는 걸음걸이를 바꾸고 싶어도 잘 되지 않는다. 팔자로 걷는 사람들은 팔자걸음에 맞게 근육이 형성된다. 당신의 신발 굽을 한번 들여다보자. 바깥쪽이 닳았다면 오다리(내반슬), 안쪽이 닳았다면 안짱다리(외반슬)일 가능성이 높다.

한쪽 어금니에 충치가 생겼다고 가정해 보자. 충치가 생긴 쪽으로 씹기 어려워 반대쪽으로만 씹게 된다. 치과에서 바로 치료하지 않으면 충치가 없는 쪽으로 씹는 습관이 생기고, 그쪽 턱 근육이 발달해 얼굴이 비대칭으로 바뀔 수 있다.

한쪽 다리를 다쳐 깁스를 한 적이 있는가? 목발을 짚고 걸을 정도가 되면, 다른 쪽 다리의 근육 사용이 자연스레 늘어난다. 반면, 다친 다리 근육은 한 달이면 거의 다 소실된다. 사용한 다리와 사용하지 않은 다리의 근육 밸런스가 완전히 무너져 버린 것이다. 이때 재활이 중요하다. 사라진 속도만큼 빨리 근육을 붙여야 하기 때문이다. 그렇다고 근육이 소실된 쪽의 다리만 운동해서는 안 된다. 또다시 밸런스가 무너질 수 있다.

근육이 한번 생기면, 생긴 근육만 계속 쓰고 퇴화된 근육은 계속 외면 받을 가능성이 높다. 대부분의 사람에게 스스로 근육을 만드는 능력이 없기 때문이다. 이와 같이 생겨야 할 시점에 생기지 못한 근육으로 인해 가까운 미래에 고통을 겪게 될 수도 있다. 또한, 과하게 사용된 근육으로 인해 또 다른 부상이 생길 수도 있다. 게다가 근육이 있어야 할 자리에 근육 대신 체지방이 쌓여 그 체지방이 다시 압력을 행사한다. 이런 식으로 신체 왜곡은 더욱 가속화된다. 결국 근육이 근육을 만들고, 체지방이 체지방을 만드는 것이다.

당신이 일상에서 만들어 내는 근육만으로는 부족하다. 지금부터라도 근육에 관심을 가져라. 왜곡되어 있는 상태라면 교정이 먼저다. 먼저 근육베이스를 만들고 근육을 분할시켜라. 운동할수록 당신의 근육에 대한 애정이 생길 것이다.

삶의 질을 떨어뜨리는
근감소증을 예방하자

노인성 질환의 대표적인 원인이 바로 근감소증이다. 이는 근육량과 근력이 급격하게 감소하는 '근육의 노화 현상'을 말한다. 미국의 질병통제예방센터는 이미 2016년에 근감소증을 질병으로 인정했다. 30대부터 점차 감소하기 시작하는 근육은 60세가 되면 30%, 80세가 되면 절반으로 줄어든다.

이러한 근감소증은 삶의 질을 저하시킨다. 낙상 골절 위험을 2배 증가시키고, 사망률을 3배 증가시킨다. 또한, 근감소증이면서 비만인 사람은 그렇지 않은 사람에 비해 대사증후군을 동반할 가능성이 8.28배나 높다. 당이 흡수되면 1/3을 근육에서 에너지로 사용하는데, 근육이 없으면 당뇨병 발병률도 4배나 높아진다. 게다가 근감소증이 있는 사람의 사망률과 요양병원 입원률은 그렇지 않은 사람에 비해 남성은 5배, 여성은 2배 더 높게 나타난다.

근감소증의 가장 직접적인 원인은 노화다. 운동을 하지 않는다면

30대 이후부터 노화가 진행된다. 매년 약 1%씩 근육량이 자연스럽게 감소하는데, 최근 연구에 따르면 남성은 40세 이후, 여성은 55세 이후부터 더욱 급격히 감소한다고 보고되었다. 삶의 질에 있어서 근육량이 얼마나 중요한지 알 수 있는 부분이다.

움직이기 싫어하고 활동하지 않는 것은 근육과 뼈 건강에 좋지 않다. 근육이 빠진 곳에 지방이 쌓이기 때문이다. 대부분의 사람이 체중을 가지고 자신의 몸을 판단하기 때문에 근감소에 대해서는 잘 알지 못한다. 하지만 체중을 유지하는 것보다 근육량을 유지하는 것이 더 중요하다. 마치 은행에 적금을 드는 것처럼 근육량을 미리 저축하는 것이다.

우리는 노화를 너무 쉽게 받아들이는 경향이 있다. 성형이나 시술을 통해 주름을 관리하는 것에는 관심이 많다. 또한, 체중 관리에만 신경을 쓰며 입고 싶은 옷을 입는 것에 만족할 뿐이다. 하지만 진짜 젊어 보이기 위해서는 근감소를 막아야 한다. 더 나아가 근육량을 늘릴 수 있을 만큼 늘리고 근육의 질까지 향상시켜 놓아야 한다. 최대한 빨리, 아니 이 책을 읽는 지금 이 시점부터 근육 운동을 시작하라. 그리고 꾸준히 지속한다면 당신의 인생에서 근감소증은 없을 것이며, 질병과 부상으로부터 자유로워질 것이다.

근감소증을 예방하기 위한 방법

근감소증의 원인은 노화로 인한 성장 호르몬, 성호르몬(에스트로겐, 테스토스테론)의 감소, 코티졸(스트레스 호르몬)의 증가, 전신 염증과 밀접한 관련이 있다. 근감소증은 규칙적인 근력 운동과 균형 있는 영양소 섭취로 예방할 수 있다.

근육을 만들기 위해서는 올바른 근력 운동법을 먼저 익혀야 한다. 제대로 된 지도자를 만나서 근력 운동을 스스로 할 수 있는 수준까지 올린 다음 꾸준히 지속하면 된다. 그러나 운동만으로는 근육을 유지하고 강화하기에 부족하다. 지속적인 단백질 섭취가 필수다. 또한 근육을 만드는 데 중요한 역할을 하는 비타민D가 결핍되면 근력이 약해지고, 쉽게 피로감을 느끼며, 근육통이 생긴다. 자연스럽게 비타민D가 체내에서 합성되려면 하루 20분 이상 햇볕을 쬐고 치즈, 우유, 마가린, 버터, 연어 등 비타민D가 풍부한 음식을 섭취해야 한다.

건강은 행복한 노후의 필수 조건이다. 특히 스스로의 힘으로 움직이는 것은 삶의 질을 좌우하는 중요한 요소다. 지금부터라도 꾸준히 관리하여 근육량이 줄어드는 것을 예방한다면, 활기찬 노후를 맞을 수 있을 것이다.

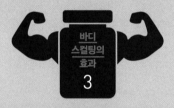

바디
스컬팅의
효과

3

현재 나이보다
10년 젊어질 수 있다

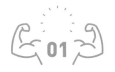

온몸에 생긴 근육베이스는
에너지를 순환시킨다

근력 운동을 시작하면 당연하게도 몸이 가벼워진다. 뼈를 견인해 주는 서포터가 생겼으니, 관절보다는 근육의 힘으로 움직일 가능성이 높아지기 때문이다. 평소에 있었던 관절 통증도 줄어드는데, 관절 사용이 줄어든 까닭이다.

온몸에 근육베이스를 만들어 주면, 그야말로 들어갈 곳은 들어가고 나올 곳은 나온다. 균형 잡힌 신체가 되는 것이다. 운동할 때에도 힘이 정확히 들어가야 할 부분에 들어간다. 쓰여야 할 근육이 쓰이므로 점점 더 근육이 성장할 수 있는 계기가 마련된다. 게다가 여기저기 생긴 근육베이스는 온몸에 에너지를 순환시킨다.

근육은 많은 에너지를 사용한다. 그러므로 근육이 많아지면 활동 대사량이 높아진다. 사용되지 않고 있는 근육 또한 존재만으로도 대사량을 높인다. 즉, 기초 대사량이 좋아지는 것이다. 근육을 사용할 때는 활동 대사량, 사용하지 않을 때는 기초 대사량이 높아진다고 생각하면 쉽다. 이는 순환과도 연관성이 있다. 근육이 사용될 때, 즉 힘을 쓸 때 에너지가 필요하기 때문이다. 이때 필요한 에너지가 혈관을 타고 근육에 전달되기 때문에 순환 능력이 향상되는 것이다. 곳곳에 생긴 근육들은 전에 없던 근육의 사용들로 주변 혈관을 생성시키기도 한다. 에너지를 공급받기 위해서다. 그래서 근력 운동을 통해 생겨난 많은 미세 혈관들이 순환을 도울 수 있는 것이다.

그렇다면, 좀 더 구체적으로 어떤 근육을 주로 만들어야 할지 고민해 볼 때가 되었다. 젊음을 되돌리기 위해 근육을 만들기로 했고 근력 운동을 선택했다면, 그다음엔 무엇을 해야 할까? 내 몸의 문제가 무엇이고, 그 원인은 무엇인지 알아내서 이를 제거하는 것이다.

체형은 타고난 것이라고 생각하는 사람들이 많다. 체질도 마찬가지다. 하지만 어떤 체형이든, 어떤 체질이든 개선할 수 있다.

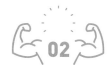

우리 몸의 에너지원,
하체 근력을 기르자

최근 하체 근육과 관련된 기사들이 쏟아지기 시작했다. 트레이닝을 오래 경험한 나로서는 당연한 사실이 이제야 세상으로 나오는 듯해서 반갑다.

복근과 척주 기립근을 통틀어 '코어 근육'이라고 하는데, 한동안은 이 코어 근육이 이슈였다. 모든 운동 관련 프로그램이 겉 근육보다는 속 근육의 중요성을 강조하고, 코어 운동을 상품화하여 판매했다. 그런데 지금은 언제 그랬냐는 듯 하체 근력이 이슈가 되고 있다. 몸을 만드는 것도 유행이 있고 대세가 있는 듯 보여서 자연스레 쓴웃음이 지어진다.

하체 근육은 전체 근육의 60~70%를 이루고 있으며, 우리가 발현하는 힘의 70~80%를 만들어 낸다. 상체를 받쳐 주는 근육이기 때문에 직립 보행을 하는 사람에게 하체 근력의 성장은 무엇보다 중요하다. 하체 근력이 성장하면 상체 근력도 그에 비례해 성장하는 것도 그 이유다. 만약 상체 근력은 좋은데 하체 근력이 약하면, 혈액이 상체 쪽에 머물러 고혈압과 같은 혈관 계통 질환이 나타날 수 있다. 또한, 하체의 안정성이 떨어지면서 힘의 불균형으로 관절에 무리가 가므로 각종 관절 관련 질환이 생길 수 있다.

하체 근육은 크게 네 부위로 나눌 수 있다. 엉덩이 근육, 허벅지 근육, 종아리 근육, 햄스트링이다. 건강한 몸을 만들기 위해서는 무엇보다 하체 근육이 강해져야 한다.

엉덩이 근육 만들기

예전에는 몸이 좋은 사람들의 평가 척도가 복근이었다면, 요즘은 엉덩이 근육이다. 코어 근육이 몸의 중심을 잡아 주는 근육이라면, 엉덩이 근육은 하체와 상체를 연결해 주면서 힘을 전달하는 근육이라고 할 수 있다. 몸의 중심부인 엉덩이 근육이 부족하면, 목, 어깨, 허리, 다리 등에 염증과 통증이 생길 수 있다. 우리 몸은 하나로 연결되어 있기 때문에 한 곳이 고장 나면 다른 곳에 영향을 미친다.

허리에 문제가 있는 사람의 엉덩이를 보면, 엉덩이 근육의 중요성을 알게 된다. 근육이 거의 퇴화되어 있고, 엉덩이가 처져 있다. 그에 반해, 타고날 때부터 엉덩이가 큰 사람을 오리궁둥이라고 놀리기도 하는데, 그들의 허리는 대부분 건강하다. 엉덩이가 척추를 똑바로 세울 수 있도록 뒤로 튀어나와 잘 받쳐 주기 때문이다. 엉덩이가 너무 커서 고민이었던 사람들도 근력 운동을 통해 상·하체 균형을 잡아 준다면, 그만한 장점도 없다. 하지만 안타깝게도 오리궁둥이로 태어나지 못했다면, 엉덩이 근육을 키우는 것이 먼저다.

한편, 허벅지보다 오히려 종아리가 굵어서 고민하는 사람들이 있다. 주로 여성들이 그런 경우가 많다. 종아리가 굵어지는 원인은 근육 뭉침, 부종, 지방, 염분 섭취 등 여러 가지가 있다. 하지만 가장 큰 원인은 엉덩이 근육이 없기 때문이다. 우리가 걸을 때 쓰는 힘은 보통 엉덩이에서 나온다. 엉덩이 근육이 척추를 포함한 상체를 받쳐 주는 역할을 하므로 힘이 떨어지면 다른 데서 힘을 끌어 써야 한다. 그때 쓰이는 근육이 종아리 근육이다. 그러므로 종아리가 특별히 굵어 고민하는 여성들은 엉덩이와 허벅지에 먼저 근육을 만들어, 근육 간 밸런스를 맞춰야 한다.

대부분의 사람은 타고난 체형은 바꿀 수 없다고 생각한다. 키는 성장이 멈추면 더 이상 커질 수 없지만, 몸의 구조적인 문제들은 언제든지 근력 운동을 통해 바꿀 수 있다. 체질과 마찬가지로 체형 역시 개선할 수 있다.

허벅지 근육 만들기

'꿀벅지'라는 말을 기억할 것이다. '꿀'과 '허벅지'를 합친 말로, 탄탄하고 건강미가 넘치는 허벅지를 그렇게 부른다. 이 말이 유행하면서 한동안 허벅지 근육을 키우려는 사람들이 늘어나기도 했다.

허벅지 근육은 전체 근육의 40% 정도를 차지하는 가장 큰 근육이다. 몸에서 가장 많은 당분을 저장하고 대사시키는 역할을 한다. 이 허벅지 근육을 잘 발달시켜야 오랫동안 힘을 낼 수 있다. 당신이 고

열량을 섭취하면서 다이어트를 걱정한다면 허벅지 근육을 키워야 한다. 허벅지 근육이 당 대사를 제대로 해 주지 못하면, 대부분 뱃살로 가기 때문이다. 배가 나오고 허벅지가 얇아지면 당뇨의 원인이 된다. 당뇨뿐 아니라 고혈압, 뇌졸중, 심근경색 등의 무서운 혈관 질환을 허벅지 근육이 방어해 준다.

여성 대부분은 출산과 폐경을 거치면서 하체 근육이 소실되고, 상체가 비만인 체형이 되기 쉽다. 체형에 따라 운동을 하면 하체가 굵어질까 봐 걱정하는 여성도 있다. 여성의 하체가 굵어지는 이유는 대부분 지방 때문이다. 그러나 근육을 만들 때 지방이 많이 타므로 허벅지가 두꺼워지는 것을 걱정할 필요가 없다. 여성 호르몬인 에스트로겐이 근육이 굵어지는 것을 최소화시키므로, 체형적으로 허벅지가 굵지 않은 여성이 허벅지를 굵게 만들기 위해서는 꽤 강한 운동이 필요하다.

허벅지 근육의 대표 격인 넙다리 네 갈래근은 대퇴직근을 중심으로 외복사근, 내복사근, 봉공근, 이렇게 4개의 근육으로 이루어져 있다. 넙다리 네 갈래근은 허벅지 앞쪽의 근육으로 특히 무릎 관절의 건강에 영향을 미친다. 퇴행성 관절염 환자들이 재활 운동을 할 때 보통 허벅지 근육을 단련한다. 허벅지 근육이 반월상 연골판이 하는 충격 흡수의 역할

반월상 연골판

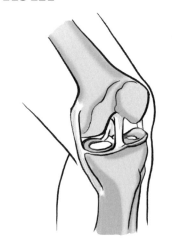

을 일정 부분 대신할 수 있기 때문이다. 허벅지 근육이 건강하면 움직일 때의 충격이 완화되고 부드럽게 움직일 수 있게 되어, 무릎 관련 부상을 예방할 수 있다.

넙다리 네 갈래근이 무릎 관절의 충격으로부터 무릎을 보호해 주는 역할을 한다면, 내전근은 더 넓은 범위에서 다리 전체를 지탱하는 역할을 한다. 내전근은 보통 스트레칭 정도로 자극을 주는 사람들이 많은데, 사실 운동이 필요한 근육이다. 내전근은 레그프레스나 스쿼트를 와이드 스탠스로 해 주면 대퇴근, 둔근과 함께 성장시킬 수 있다. 피트니스 센터에 있는 이너싸이Inner-thigh 머신이 내전근을 만들어 주는 대표적인 기구다.

이너싸이 머신

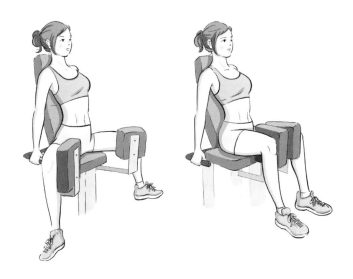

종아리 근육 만들기

종아리는 '제2의 심장'이라 불린다. 심장에서 내보낸 혈액이 하체로 흐르고 중력을 거슬러 다시 심장으로 올라올 때, 펌프 작용을 하기 때문이다. 심장은 전신으로 혈액을 보내고, 종아리는 심장으로 혈액을 보낸다. 우리 몸속에 약 5,000cc가량의 혈액을 순환시키는 2개의 펌프가 존재하는 것이다. 이처럼 종아리는 혈액 순환에 중요한 역할을 한다. 텔레비전의 건강 프로그램에서도 집중적으로 다룬 바가 있을 정도로 최근 관심이 높아진 부위다.

종아리가 제2의 심장의 역할을 하는 만큼, 관련 질환에 대해 좀 더 알아볼 필요가 있다. 사람은 두 다리만으로 중력을 버티기 때문에 혈관 관련 질환과 통증을 겪을 수 있다. 대표적인 것이 하지정맥류다. 한번 쥐가 나면 잠을 잘 수가 없고 이 증상이 여러 번 반복되며, 갈수록 심해진다. 그리고 다리에 핏줄이 선명하다면, 하지정맥류를 의심해야 한다. 하지정맥류는 혈액의 역류 방지 역할을 하는 판막에 이상이 발생한 것으로, 종아리 근육이 튼튼하지 못하면 생길 수 있다. 초음파를 통해 다리의 정맥 상태를 검사해 보면, 종아리 판막이 정상적으로 활성화되었는지 알 수 있다.

그 외에도 종아리가 약하면, 심부정맥혈전증이나 폐색전증과 같은 동맥혈의 문제가 야기될 수 있다. 쥐가 나고 경직이 일어날 뿐 아니라 호흡 곤란과 가슴 답답증까지 생겼다면, 우리 몸에 생긴 혈전이 폐를 막히게 한 것일 수 있다.

그러므로 종아리 근육에 무관심해서는 안 된다. 우리의 몸을 받쳐 주고 있는 만큼, 관리도 충실히 해 주어야 할 근육이다. 심장에서 가장 먼 부위인 종아리에서 펌프 역할을 잘 수행하려면, 그만큼 근육이 발달해야 한다. 종아리 근육을 발달시키기 위해서는 과한 중량으로 운동할 필요가 없다. 거의 적근으로 이루어져 있는 종아리 근육은 걷기와 같은 유산소 운동과 자기 체중을 부하로 한 까치발 들기만 꾸준히 해 줘도 충분하다.

까치발 들기

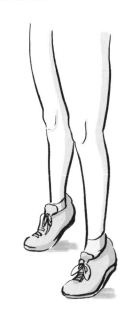

 하체 운동과 햄스트링 운동이 가진 의외의 장점

하체는 '힘의 저장소'라 할 수 있다. 하체 근력을 향상시키면, 같은 양의 영양 섭취로도 훨씬 더 강한 힘을 오래 지속할 수 있다. 허벅지 힘이 강해지면 주변에 새로운 모세 혈관들이 생겨나 혈액 순환을 촉진한다. 특히 남자의 경우 고환과 부신에 혈액이 충분히 공급되어 남성 호르몬인 테스토스테론의 분비를 촉진시키고, 성 기능을 향상시킬 수 있다. 길을 걷다 보면, 현수막에 쓴 '고개 숙인 남성을 살려 준다'는 광고를 쉽게 찾아볼 수 있다. 당연히 비뇨기과 광고다. '만약 피트니스 센터에서 이런 광고를 통해 남성 회원을 모집하면 어떨까' 하는 생각이 불현듯 스친다.

햄스트링(Hamstring)은 허벅지 뒤쪽 부분의 근육으로, 자동차 브레이크처럼 동작을 멈추거나 감속 또는 방향 전환의 역할을 한다. 그래서 축구처럼 순간적으로 방향을 바꾸는 동작을 하는 종목에서 이 부위의 부상이 발생한다. 엉덩이와 무릎 관절을 연결하는 반건양근, 반막양근, 넙다리 두 갈래근(대퇴 이두근), 무릎 관절 쪽에만 붙어 있는 넙다리 두 갈래근 단두, 이렇게 4개의 근육으로 되어 있다.

햄스트링에는 피로 누적과 자세 불균형, 칼슘 부족 문제로 인해 강직성 경련이 일어나는 경우가 많다. 특히 운동선수에게서 흔히 일어나는 햄스트링 부상은 한번 경험하면 또다시 당할 확률이 높아진다. 보통 사람도 운동하다 갑자기 힘을 주는 경우 햄스트링 부상을 당할 수 있다. 대부분 무릎을 갑자기 펴거나, 점프 후 착지 및 스프린트(짧은 거리를 전속력으로 질주하는 것) 시 근육의 비정상적인 수축과 이완으로 인해 근육 손상이 발생한다. 햄스트링을 다치면 체중을 지지하거나 무릎을 굽혔다 펴는 데 어려움을 겪을 수 있다. 이럴 경우 짧게는 2주에서 길게는 3개월까지 재활 운동을 해야 한다.

근육을 만들고 난 후
심장을 건드려라

다이어트를 결심하는 사람들 중 상당수가 칼로리 소모에 초점을 맞춘다. 여기에는 '칼로리를 더 소모하고 덜 섭취하면 살이 빠진다'는 단순 계산이 깔려 있다. 이런 경우 칼로리 소모를 위해 에어로빅, 스피닝, 댄스와 같은 유산소 운동을 주로 한다. 유산소성 운동은 심장 능력을 개선시킬 수 있다는 장점이 있다. 운동 후 식이 조절을 잘한다면 체중 관리에도 도움이 된다. 하지만 어렵게 결심했을 이런 방식의 운동은 꾸준히 하기도 힘들고, 한다고 해도 체중을 지속적으로 관리하기는 어렵다. 그리고 잠시 살이 빠진다고 해도 다시 찔 확률이 높다. 반갑지 않은 요요현상이 생기기 때문이다. 이러한 유산소성 운동으로 다이어트에 성공하기 어려운 이유를 알아보자.

첫째, 오래 지속하기가 힘들다. 심장을 건드리는 운동 대부분이 다음 수업 참여를 두렵게 한다. 숨이 턱턱 차올랐던 이전 수업을 생각하는 것만으로도 힘들다. 물론 수업 직후에는 보람도 있고 만족도도 꽤 높다. 하지만 시간이 지나고 난 뒤 다음 수업 시간이 다가오면, 그 힘든 운동을 또 하자니 두려워진다.

둘째, 관절이 아프다. 근육이 충분한 사람은 운동할 때 근육을 사용하기 때문에 크게 문제가 없다. 그러나 운동 경험이 별로 없는 사람이 처음 시작하기에 유산소 운동은 관절 사용률이 높다. 게다가 안 쓰던 근육도 상당 부분 사용되기 때문에 근육통까지 더해진다면 지속하기가 겁난다. 더군다나 체지방까지 많을 경우 그 무게로 인한 압박 때문에 관절 손상이 더욱 심해질 수 있다.

셋째, 배가 고프다. 칼로리 소모가 과한 운동에는 함정이 있다. 앞에서도 설명했지만, 우리 몸의 항상성 기전은 원래 상태로의 복구를 원한다. 많은 에너지를 사용하면, 그 이상의 에너지를 저장하고 싶어 한다. 이 엄청난 관성적 식탐이 넘기 힘든 벽이 된다. 더군다나 함께 운동 프로그램에 참여한 사람들과 친해지기라도 한다면, 운동 후 폭식의 유혹이 더 커진다. 등산 동호회 사람들이 산에서 내려오자마자 막걸리 파티를 하는 것과 다르지 않다. 이때 생기는 합리화는 오늘의 다이어트를 내일로 미루게 한다.

넷째, 이러한 방식의 운동을 평생 동안 지속하지 않으면 다시 살이 찐다. 당연한 말인데 듣고 싶지 않을 것이다. 계속해서 열량 소모를 과하게 하는 운동을 할 수 있다면 요요현상도 없다. 하지만 일반적으로 이런 운동은 지속하기 힘들다. 많은 운동선수가 은퇴 후 살이 찌는 이유가 여기에 있다. 격렬한 운동의 관성이 남아있는데, 식습관은 바뀌지 않기 때문이다. 정말 지독하게 계속한다고 하더라도, 어느 순간

관절이 다치거나 특정 부위 근육이 소실된다. 근력 운동을 병행하지 않기 때문이다. 당연히 멈출 수밖에 없다.

　지금까지 말한 문제를 극복할 수 있는 방법은 무엇일까? 간단하다. 근육베이스를 먼저 만들고 근육의 질을 높인 후에 유산소성 운동과 근력 운동을 병행하면 된다. 근육베이스를 만드는 운동을 하다 보면, 근력 운동의 매력에 빠질 수밖에 없다. 외모가 젊어지고 힘이 세지며 아프지 않게 되기 때문이다. 무엇보다 신진대사가 활발해져 살이 찌지 않는 체질이 된다. 계속 강조하지만, 체질 개선은 근육이 정답이다. 근육을 만든 후에 심장을 건드려도 늦지 않다.

 심박수에 대하여

심박수는 보통 요골동맥에서 느끼는 맥박수와 일치한다. 신생아는 1분간 130회, 5~13세는 80~90회, 20세 이상은 약 70~75회다. 심박은 신체가 작을수록 많이 뛴다. 또한 체온이 1℃ 상승할 때 약 8회 증가한다. 강한 운동을 할 때의 최대 맥박수는 보통 220에서 자기 나이를 뺀 수치다. 20세는 200회, 70세는 150회 정도로 추정한다.

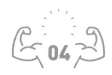

외모가 변하면
우울감도 줄어든다

출산은 온전히 여성의 몫이다. 남편이 아무리 노력해도 대신 아이를 품거나 낳아 줄 수는 없다. 여성은 임신을 하는 순간부터 태아와의 동고동락을 시작한다. 심리적인 변화는 물론이고, 많은 몸의 변화(특히 호르몬 변화)를 경험한다.

여성 호르몬인 에스트로겐은 여성성을 유지하기 위하여 지방을 증가시키고 근육을 감소시키기 때문에 체형 변화는 불가피해진다. 특히 가슴, 허벅지, 팔뚝에 집중적으로 지방을 저장한다. 임신 5개월 정도부터는 '릴렉신(출산을 촉진시키는 호르몬)'이라는 호르몬의 분비량이 높아져 골반뿐 아니라, 전신의 관절과 인대가 이완되면서 외부 충격과 잘못된 자세 등에 더 쉽게 영향을 받게 되기도 한다. 이때 생긴 체형의 불균형과 만성 통증으로 평생 고통을 받는 사람도 있다.

출산 후엔 어떠한가? 가뜩이나 아이를 출산한 후 척추가 뒤로 밀려 있는 체형 불균형 상황에서 아이를 안아 주어야 하기 때문에, 어깨에 힘이 들어가 어깨가 올라가고 앞으로 굽는다. 그로 인해 목과 윗등이 굽어 신체 왜곡은 더욱 가속화된다.

육아는 여성에게 상상을 초월할 정도의 물리적인 고통을 준다. 몸이 비교적 튼튼한 남자가 감당하기에도 벅차다. 남편이 아무리 힘이 세고 잘 다져진 근육을 갖고 있다 하더라도, 움직이는 아이를 끊임없이 돌보는 것은 금방 한계를 인정하게 만든다. 그런데 대부분의 주부가 육아를 도맡아 한다. 이미 출산으로 체형의 불균형이 심한 상태에서 계속되는 신체의 왜곡은, 어느 순간 삶의 의미를 잃게 할 정도로 심각한 우울을 만들 수도 있다.

정신과 상담을 받고 우울증에 도움이 되는 약을 복용한다고 해도 바뀌는 것은 없다. 이때 필요한 것을 간단히 말하면 '피지컬의 변화'다. 즉, 신체 왜곡을 개선하고 근력을 향상시켜 주어야 한다. 더 나아가 인생에서 가장 건강하고 아름다운 몸으로 만들면 된다. 이러한 결과물만이 우울한 심리 상태를 바꿀 수 있다.

이와 아주 비슷한 상황이 또 있는데, 폐경 후 찾아오는 갱년기다. 아이가 없더라도 마찬가지다. 누군가를 위해 또는 무엇인가를 위해 희생된 자신의 몸을 보면 신체적인 변화와 더불어 엄청난 정서적 우울감이 생긴다. 갱년기 증상 중 하나인 골밀도의 감소는 가뜩이나 무너진 체형에 기름을 붓는다. 호르몬 변화를 감당할 만한 체력을 가지고 있는 상태가 아니라면, 이때부터 노화는 더욱 빠르게 진행될 것이다. 갱년기가 오기 전에 근력을 충분히 만들어 놓은 상태라면 큰 문제없이 이 시기를 지나갈 수 있다. 뒤늦게 갱년기 증상이 나타난 상태에서 시작하는 근력 운동이라도 충분히 호르몬 변화의 충격을 완화시켜 줄 수 있다.

물론 여성들의 우울증 원인을 모두 피지컬 때문이라고 할 수는 없을 것이다. 하지만 피지컬의 문제가 결국 정신적 문제로 이어지는 것은 분명하다. 출산 후 운동으로 더욱 건강해진 산모들과 갱년기 증상을 극복하고 이겨 낸 여자 회원들의 피지컬을 보면서, 모 스포츠 브랜드의 광고 문구가 떠올랐다.

"건강한 신체에 건강한 정신이 깃든다."

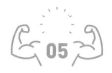

좋은 음식보다 꾸준한 운동이
더 중요한 이유

중국 진시황이 불로장생을 꿈꾸며 불로초를 찾아 헤맸지만, 50세의 일기를 끝으로 생을 마감하였다. 그 후로도 1,800년 이상 흘렀으나, 여전히 불로초는 세상에 없다.

"어디가 아플 때는 무엇이 좋다더라" 하는 말은 참 무수히 듣고 산다. 그만큼 정보가 빠른 세상이 되었다. 몸에 좋은 음식이 이슈가 되면 빠르게 그 음식의 가격이 뛰고, 금세 동나 버린다. 본인에게 맞든 안 맞든 꼭 먹어 본다. 아파도 먹고 안 아파도 먹는다. 효과의 검증 여부는 그다지 상관없다. 왠지 몸에 좋다는 것을 먹으면 정말 건강해지는 것 같다. 그래서 '위약 효과Placebo Effect'라는 말도 있지 않은가.

그러나 남들이 좋다고 한다고 해서 아무 음식이나 무턱대고 먹는 것은 위험을 초래할 수 있다. 진시황이 수은을 불로초라 생각하고 과다 섭취하여 수은 중독으로 일찍 생을 마감한 것과 무엇이 다른가. 세상이 바뀌었지만, 우리는 여전히 같은 실수를 반복하고 있다.

불로초가 존재하지 않듯 늙지 않게 하는 음식이나 약은 없다. 혹 생기다 하더라도 엄청난 대가를 지불해야 얻을 수 있을 것이다. 음식이나 약도 산업이다. 과연 어떤 사람이 자신이 파는 것에 대해서 나쁘게 말하겠는가? 장점과 단점이 있다면, 당연히 장점만 부각시킬 것이다. 버섯을 파는 집은 버섯의, 매실을 파는 집은 매실의, 삼겹살을 파는 집은 삼겹살의 효능을 벽보로 붙여 놓지 않는가. 이렇게 정보가 넘쳐나는 시대 속에서 왜곡된 정보를 걸러내는 것은 쉽지 않다.

산삼이 몸에 좋다는 것은 누구나 안다. 하지만 비싸다. 그렇다면 돈 걱정을 하지 않아도 될 정도로 돈이 많은 사람은 계속해서 산삼을 먹을까? 산삼이 몸에 들어오면 순간적으로는 순기능을 할 것이다. 하지만 계속 먹는다고 무한정 좋아질까? 우리 몸은 좋은 관성을 필요로 한다. 아무리 비싼 음식과 약을 먹는다 해도, 그러한 것들이 관성을 몸에 심어 주면 다음번에는 그 이상의 것을 원한다. 예를 들어 수면제를 먹어야 잠이 드는 습관이 생기면, 그다음 불면증이 왔을 때는 더 강한 수면제를 먹어야 하는 이치다. 치통이 심해 경동맥을 잡아 순간의 고통을 막는다 해도, 경동맥을 다시 놓는 순간 한꺼번에 밀려오는 치통을 감당해야 하는 것과 같다. 감기약이나 변비약도 마찬가지다.

갱년기 증상이 심해서 호르몬 약을 투여했을 경우 순간적으로는 증상을 차단할 수 있다. 그러나 노화는 계속된다. 아니, 자연적인 증상을 인위적으로 막았기 때문에 그 이후부터는 노화가 더 빠르게 진행된다. 호르몬 약을 끊는 순간, 기다렸다는 듯이 몰려오는 엄청난 충격과 노화를 한꺼번에 받아들일 수밖에 없다. 약이 고통을 막아 준 것

같겠지만, 그것은 순간일 뿐이다. 단지 고통을 미룬 것에 불과하다.

이와 같이 우리는 몸에 좋다는 소리를 들으면 선택하기를 주저하지 않는다. 한번 먹어 보는 것은 큰 노력이 들지 않기 때문이다. 하지만 내 몸을 관리해 주는 좋은 운동에 대해서는 주저한다. 일단 꾸준한 노력이 필요하기 때문이다. 그래서 대부분의 사람이 좋은 음식이나 약으로 쉽게 몸을 관리하려고 한다. 그리고 쉽게 노화를 받아들인다. 하지만 그런 방법으로 안 아프고 건강하게 늙어가기를 바란다면 기적을 꿈꾸는 것과 같은 일이다.

우리는 모두 처음 늙어 본다. 지금 이 순간이 당신의 인생에서 가장 늙은 순간이다. 오늘보다 더 늙은 날은 없었다. 동시에 앞으로의 인생에서 지금이 가장 젊은 순간이기도 하다. 진시황처럼 불로초를 찾을 수 없다면, 건강하게 늙어가는 방법이라도 찾아야 한다. 움직이고 싶은 대로 움직이면서 생을 마감하는 방법을 찾아야 한다. 나이는 중요하지 않다. 시작은 빠를수록 좋다. 나는 그러한 방법을 찾아냈고, 여러분도 어서 그 방법대로 시작하라고 설득하고 있는 것이다.

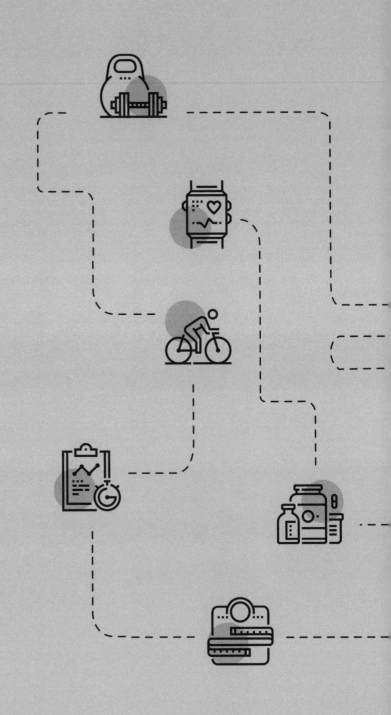

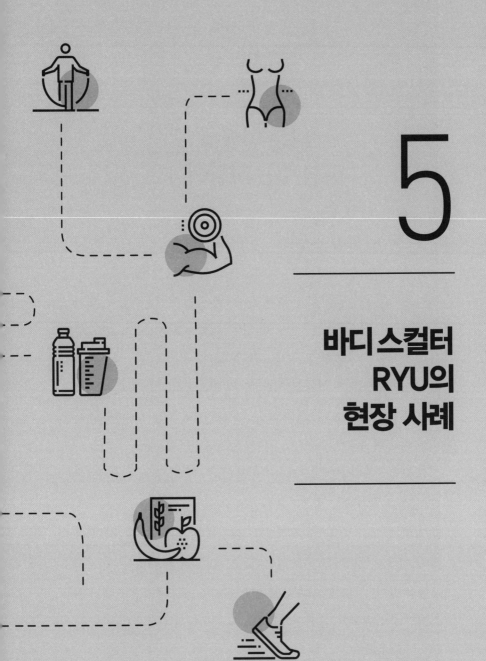

5

바디 스컬터
RYU의
현장 사례

나는 인생을
바꿔 주는 사람이다

몸이 바뀌면 인생도 바뀐다. 달라진 외모는 다른 행동을 이끈다. 변화된 신체는 얼굴, 헤어스타일 등 내·외적인 모든 것을 바꿔 버린다. 다음에 소개할 이진영 회원(45세)의 사례를 보자.

"몸이 무겁고 쉽게 지쳐요. 허리에 추간판 탈출증도 있고요. 어깨에 곰 10마리를 지고 있는 느낌이에요. 다른 곳에서 운동을 시작해서 시키는 대로 열심히 했는데도 나아지지 않아서 찾아왔어요."

이 회원이 상담실로 찾아온 것은 2년 반 전이었다. 당시에는 43세였다. 운동을 시작해 보니 운동에 대한 욕심도 있고 협응성도 좋았으나, 더 잘할 수 있는 근력이 없어 보였다. 예전에 어렵게 운동을 시작했던 곳에서는 체력이 없다고 판단했는지, 심장을 건드리는 유산소성 운동을 많이 반복시킨 것으로 보였다. 근력이 없는데 심장을 먼저 건드리면 산소 부채가 쉽게 찾아와 운동을 지속하기 힘들다. 그리고 곧 운동이 두려워진다.

그래서 다른 운동 방법으로 접근하기로 했다. 충분한 시간적 간격을 주고 근육을 자극시켰다. 허리 재활이 필요하므로 코어 운동과 하체 근력 운동에 많은 시간을 할애했다. 운동에 대한 욕심이 있었기에 8개월 만에 소위 말하는 '몸짱'을 만들 수 있었다. 무엇보다도 가장 큰 문제인 허리 건강을 한 달 안에 회복했기 때문에 가능한 일이었다.

"선생님, 이제 몸도 건강해지고 탄력도 붙어 자신감이 생겼어요."

달라진 그녀는 백화점에 쇼핑을 갔다가 모델 제의를 받기도 했다. 그리고 프로필 촬영을 위해 준비한 의상이 있었는데, 그 옷을 만든 회사에서 그녀의 프로필 사진을 배너광고로 쓰기 위해 모델 협조 요청을 했다고 한다.

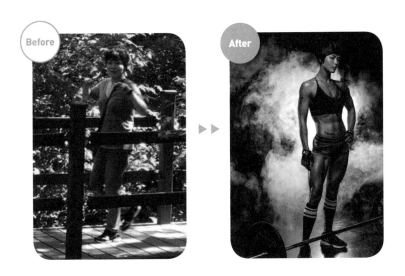

남편이 그녀를 자랑스러워하게 된 것은 물론, 주변의 부러움을 한 몸에 받게 되었다. 공부방을 운영하던 그녀의 학생들이 2배로 증가했다. 그녀는 프로필 사진이 학부모들에게 더 큰 신뢰를 주었다고 믿고 있다.

이렇게 그녀는 인생을 바꾸는 데 성공했다. 그래서 이제는 "다른 건 포기해도 운동은 포기할 수 없다"고 말한다. 불필요한 탄수화물을 줄이다 보니, 몸이 가뿐해지면서 잔병도 없어졌다. 허리는 물론 하체에도 탄력이 생겨 걷는 것도 힘들어하던 그녀가 뛰기 시작했다. 무엇보다 2년 반 동안 같이 운동하면서 얻은 최대의 수확은 잃었던 자존감의 회복이었다.

이처럼 몸이 바뀌면 인생도 바뀐다. 나는 회원들이 지치고 힘들어할 때, 운동을 지속시킬 수 있는 다양한 방법을 구사한다. 지속할 수만 있다면 결국 바뀌기 때문이다. 그래서 바디 스컬터에게 반드시 필요한 자질이 많은 경험과 성찰이다. 그렇지 않고서야 함부로 남의 인생을 바꾸겠다고 달려들 수 있겠는가.

나는
주치트레이너다

아파서 병원에 입원을 하면, 나를 전담할 주치의가 결정된다. 재활을 목적으로 운동할 때도 주치트레이너가 필요하다. 나에게 맞는 좋은 음식과 수면 습관, 생활 습관, 긍정적인 생각, 규칙적인 운동을 위해서다. 훌륭한 주치트레이너는 자신의 회원을 환자로 인식하고, 아픈 원인을 찾아 제거해 주는 사람이어야 한다. 나를 위한 프로그램을 만들고 실행하여 최대한의 결과를 이끌어 내 주어야 한다. 이를 위해 운동을 시작하는 사람 또한 자신과의 싸움을 할 준비가 되어야 한다. 다음에 소개할 조성제 회원(47세)의 사례를 보자.

"허리가 아파서 해외 출장을 갈 수가 없어요. 장거리 비행을 할 자신이 없습니다. 허리 때문에 매일 기도하고 있습니다. 선생님을 만난 건 기도를 열심히 한 결과인 것 같습니다."

평소 교회 모임에 전혀 참석하지 않던 내가, 어느 날 불현듯 나가야겠다고 생각했다. 그래서 만나게 된 사람이 모임의 회장인 조성제 회원이다. 그는 허리가 얼마나 아픈지, 몸을 숙여 바닥에 떨어진 물건을 집는 것도 두려워했다. 한 달에 한 번 정도 병원에서 스테로이드를 맞는데, 고통을 잊는 것도 잠시뿐이라고 했다. 허리 수술 권유도 많이 받은 상태였다.

허리가 아픈 이유는 허리 자체보다는 허리를 받쳐 주는 엉덩이 또는 라운드숄더가 원인인 경우가 많다. 그의 경우 전자에 원인이 더 많아 보였다. 그래서 우선 엉덩이 근육을 만들어 허리를 받치고, 상체에도 근육베이스를 만들어 어깨가 굽지 않도록 하는 것을 목표로 잡았다. 주 3회 수업을 받은 지 3개월이 채 지나지 않아서 허리가 완쾌되었다. 온몸에 근육도 붙어서 딱 보기 좋은 모습이 되었다. 중간에 해외 출장이 많았는데도 불구하고 전혀 문제가 없었다고 한다.

당연한 결과다. 몸에서 일어난 문제의 원인을 찾아 제거하고, 근육을 튼튼히 키웠기 때문에 재발의 위험이 사라진 것이다. 앞으로도 꾸준히 유지할 수 있는 정도의 근력 운동만 해 준다면 크게 문제가 되지 않을 것이다.

일반적으로 이렇게 운동을 통한 회복은 치료로 인정하지 않는다. 하지만 치료가 맞다. 이를 위해서는 많은 임상 경험과 성공 결과를 갖고 있고, 이를 충분히 설명해 줄 수 있는 주치 트레이너를 만나야 한다. 하지만 실제로 병에 걸리거나 부상 당한 사람들을 건강하게 해 줄 수 있는 운동 전문가를 찾기가 쉽지 않은 것이 안타까울 뿐이다.

나는 탁월한
동기 부여자다

운동의 목적은 단연코 건강이다. 하지만 건강은 쉽게 눈에 보이지 않는다. 성공보다는 실패의 경험을 많이 준다. 그래서 동기를 갖기가 어렵다. 나는 바디멘토로서, 그리고 탁월한 동기 부여자로서 타인에게 보이기 위한 운동을 먼저 시작해 보기를 권한다. 건강을 위해서는 운동이 필요하고, 운동에서 중요한 것은 결국 규칙적인 반복인데, 그 지루한 반복에서 성공하기 위해서는 흥미와 동기 유발이 필수다. 외모가 예뻐지고 멋있어지는 상상은 그 어떤 것보다 강력한 동기가 된다.

조경훈 회원(43세)의 이야기를 들어 보자.

"주 5회 이상은 술을 마십니다. 그런데 비즈니스 때문에 마시는 술이라 3차는 기본입니다."

처음 봤을 때 그는 170cm에 85kg이었다. 고도 비만은 아니었지만 몸에 비해서 뱃살이 지나치게 많았다. 사업 때문에 골프를 하고 취미로 스쿠버 다이빙을 한다고 했다. 프로 이상으로 잘해서 마스터 자격

중까지 가지고 있었다. 물속에서는 부력 때문에 큰 힘이 들지 않겠지만, 골프를 하기에는 다소 문제가 있어 보였다.

이 바쁜 회원을 어떻게 규칙적으로 나오게 할 수 있을까? 사업도 사업이지만, 스쿠버 다이빙을 하려고 해외로 자주 나가고, 골프 약속도 주기적으로 있었다. 가정에서는 두 딸의 다정한 아빠이기도 해서 시간을 빼게 하는 것이 관건이었다. 처음에는 뱃살에 대해 이야기하면서 설득하려고 노력했다. 앞으로 일어날 건강상의 문제들을 여러 가지 경로로 설명해 주었지만, 꾸준히 할 수 있는 동기를 주지 못했다. 건강 때문에 오기는 했지만, 사실 당장 눈에 보이지 않는 건강을 위해 운동을 한다는 것은 동기를 주기 힘들었다. 그러던 중 회원이 가장 흥미를 느끼고 있는 다이빙에 관해 얘기를 나누었다. 다이빙 중간에 배에서 쉴 때 상의를 내리고 쉬는데, 자신의 몸을 보고 있노라면 자괴감이 든다고 했다. '그래 이거다!' 순간 머릿속에 좋은 생각이 떠올랐다.

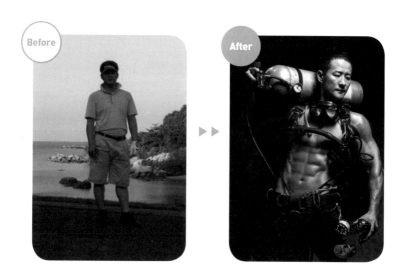

"다이빙 복을 입고 멋진 장비를 들고 촬영 한번 하시죠. 저에게 딱 한 달만 시간을 할애해 주면 그렇게 만들 수 있습니다."

그리고는 변화된 몸을 상상할 수 있는 동기 부여를 지속적으로 해 주었다.

누구나 한 번쯤은 멋진 몸으로 바뀐 자신을 꿈꿀 것이다. 조경훈 회원의 경우 스쿠버 다이빙을 너무 사랑하기에 그것을 더 잘, 멋지게 할 수 있는 몸을 만들 수 있다는 것이 충분한 동기가 될 수 있었다.

이렇듯 동기를 이끌어 낼 수 있는 방법은 계속해서 찾고 연구해야 한다. 그러기 위해서는 눈이 초롱초롱해질 정도로 좋아하는 주제가 무엇인지 파악하는 능력도 필요하다.

바디 스컬터는 살아 있는 자신의 작품을 멋지게 조각하는 사람이다. 거기서 멈추지 않고, 작품 스스로가 끊임없이 운동을 지속할 수 있도록 관리해야 한다. 역시 중요한 것은 끊임없는 동기 부여 능력이다. 순간 좋아졌다고 하더라도, 대부분의 사람은 관성을 따라 움직인다. 그래서 운동을 삶의 일부로 만들어야 한다. 먹고 자는 것은 그렇다 치더라도 군이 씻어야 하는 이유를 생각해 보라. 타인에 대한 배려이자, 자신을 위한 행동이다. 운동이 그러한 결과물을 줄 수 있다면, 운동 또한 삶의 일부로 충분히 만들 수 있지 않겠는가.

나는 체형 교정
전문가다

일상생활을 하는 데는 문제가 없더라도 크고 작은 통증들을 안고 사는 사람들이 많다. 아주 경미한 통증이라도 그냥 넘어가서는 안 된다. 그것은 몸이 보내는 신호이기 때문이다. 또한 통증이 없다 하더라도 신체의 모양이 왜곡되어 있거나 걸음걸이가 잘못되었다면, 마찬가지로 심각한 문제를 만들 수 있다. 백은주 회원(53세)의 경우가 그랬다.

"스쿼시를 오래 쳤어요. 그런데 끝나고 모임을 자주 해서 살이 점점 더 쪄요. 그냥 살을 좀 빼야 할 것 같아요."

백은주 회원은 퍼스널 트레이닝을 받기 위해 다소 멀리서 찾아왔다. 운동도 좋은 곳에서 해야 몸이 달라진다는 것을 알고 온 것이다. 스쿼시를 5년 이상 해서 그런지 근육량은 꽤 많았지만 밸런스에 문제가 있었다. 일단 어깨가 높이 올라가 있어서 목이 보이질 않았고, 라운드숄더도 심한 편이었다. 항상 긴장해야 하고 순간적으로 반응해야 하는 스쿼시의 특성이 몸에 잘못 입혀져 있었다. 그래서 러닝머신을 할 때도 어깨에 힘이 들어가 있었고, 무게 운동을 할 때도 어깨가 먼저 반응했다. 어깨의 유연성이 떨어져 어깨 힘을 필요로 하는 운동을 할 때 자세를 정확하게 잡기 어려워했다. 결국 근력을 향상시키는 데도 한계점이 명확히 보였다.

이 경우 체형 교정은 의외로 간단하다. 굽어 있으면 펴면 되고, 올라가 있으면 내리면 된다. 하지만 그 동작이 관성이 될 수 있도록 규칙적으로 반복해 주는 것이 핵심이다. 그렇기 때문에 잔소리가 필요하다. 수업 시간 내내 그 자세가 될 때까지 잔소리를 해야 한다. 무너지면 또 해야 한다. 백 번이고 천 번이고 그 자세가 편해질 때까지 해야 한다. 몸을 만든다는 것은 근육을 만들어 주는 과정이기 때문에 근육 생성과 더불어 체형 교정을 같이 한다면, 교정될 확률이 훨씬 높아진다.

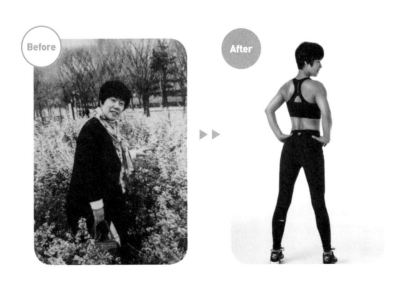

그녀의 경우 우선 평소에 자주 실행할 수 있는 반대급부의 동작들, 즉 어깨를 내리고 펼 수 있는 스트레칭을 알려 주었다. 지금은 어깨가 거의 다 내려왔고, 어깨의 힘 역시 평균 이상으로 좋아졌다. 다른 부위의 운동을 할 때도 어깨가 개입되지 않게 되었다. 원하는 체중 감량뿐 아니라 체형 교정까지 완성되었다.

스윙을 하는 대부분의 스포츠(골프, 배드민턴, 스쿼시, 테니스, 탁구, 야구 등)가 한쪽 팔만 주로 쓰는 동작을 한다. 근육이 잘 만들어지지 않은 일반 사람이 반복할 경우 근육 밸런스가 무너질 수밖에 없다. 즉, 근육이 한쪽 중심으로만 생성되는 것이다. 이후에 신체 불균형이 심하게 초래되는 것은 당연한 결과다. 그렇기 때문에 스윙 운동을 계속 즐기기 위해서는 근육 밸런스 운동을 병행해야 한다.

오랜 시간 변함없이 무겁던 몸이 가벼워졌다. 심지어 만인의 부러움을 사는 몸이 되었다. 배우자가 자랑스러워하고, 자녀들이 감탄하는 몸이 되었다. 어찌 더 열심히 하지 않을 수 있겠는가.

나는 일반인을
모델로 만드는 사람이다

나와 운동한 지 오래된 분 중 송점순 회원(59세)이 있다. 5년 이상 월수금 오전 8시에 거의 빠짐없이 트레이닝을 받는 여장부 회원이다. 아픈 것이 싫어서 운동을 계속한다고 한다. 운동을 지속하면서, 추간판 탈출증, 족저근막염, 손바닥 관절염, 갱년기를 모두 극복했다.

이 회원에게는 딸이 3명 있다.

"이번에 막내딸이 미국 유학을 마치고 들어오는데, 볼 때마다 몸이 커져서 걱정이에요. 하체는 날씬한 편인데, 상체에 살이 쪄서 자신감이 없어요."

딸을 생각할 때마다 한숨이 나온다고 했다. 결국 막내딸이 입국하자마자 나에게 맡기셨다.

문승희(27세) 회원은 키 170cm에 몸무게 75kg이었다. 요즘 20대답게 발랄하고 꾸밈없는 성격을 가졌다. 그런데 외모를 전혀 꾸미지 않는다. 몸을 드러내기 싫어서인지 가지고 있는 옷이 전부 사이즈가 큰 옷이었다. 하체는 상체에 비해 날씬하다고 생각해서 주로 붙는 옷을 입는다고 했다. 그러나 내 눈에는 다르게 보였다.

"제가 보기에 상체는 체지방을 걷어내면 괜찮은데, 하체에 문제가 더 많아 보입니다."

문승희 회원은 주로 '유튜브 영상 따라 하기', '1일 1식 다이어트', '저탄수화물 다이어트' 등을 시도했다고 한다. 하지만 대부분의 다이어트 실패 원인처럼 꾸준함이 없었다.

사실, 어떤 다이어트 방법이든 체중 줄이기는 가능하다. 하지만 우리의 목표가 단순히 체중을 감량하는 것이라면 실패할 수밖에 없다는 것을 앞에서도 누누이 설명해 왔다. 20대 회원들에게 무엇보다 중요한 것은 꾸준함이다. 그래서 수업 시간을 송점순 회원의 다음 시간인 오전 9시로 잡았다. 엄마의 눈치를 봐야 했던 그녀는 월수금 9시에 불가피한 일이 아니면 나올 수밖에 없었다.

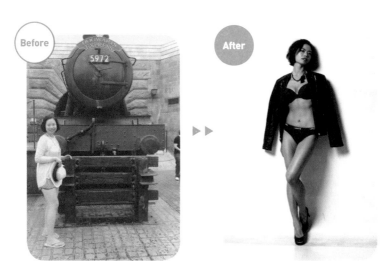

규칙적으로 반복하는데 실패할 리가 없다. 운동 시작 후 불과 3개월 도 안 되어 라인이 살아나기 시작했고, 8개월 만에 멋진 몸을 만들 수 있었다. 체중은 정확히 20kg 감량되었고, 멋진 잔 근육들이 생겨 모델 포스를 뿜어냈다.

그리고 이번에는 송점순 회원의 둘째 따님이 찾아왔다. 문연호(34세) 회원인데, 당시 둘째를 출산한 후였다. 첫째 출산 후 3개월간 몸을 만 들어 준 적이 있었다. 당시에는 시간이 없어 3개월밖에 운동을 하지 못했다. 그래도 근육베이스를 만들어 주고, 체중도 출산 전으로 돌려 놨었다. 둘째 출산 후에는 조금 더 체중이 늘어 왔다.

"상체는 날씬한데, 하체가 너무 두꺼워 콤플렉스예요."

동생인 문승희 회원과는 정확히 반대의 콤플렉스를 가지고 있었다. 극복을 위해 하체 운동을 한 날은 절식을 유도했다.

"하체 두께를 줄이고 싶으시면, 하체 운동을 한 날은 절식하셔야 해 요. 건강한 행동은 아니지만, 미용을 위해서 시도하는 겁니다."

내가 문연호 회원에게 했던 말처럼 이 방법은 당연히 몸에 좋을 리 없다. 하지만 연령을 고려하면, 부분 비만을 해결하면서도 충분히 건 강을 유지할 수 있다고 판단했다.

부분 비만을 해결하는 방법은 근력 운동을 통한 해당 부위의 탈진 과 식이 요법 병행밖에 없다. 해당 부위의 에너지가 고갈되었을 때 단 당류를 넣어 몸이 근육을 갉아먹는 것을 막아 주어야 한다. 그리고 단 백질을 섭취해서 근육 합성을 유도하는 것이다.

운동을 시작할 당시 문연호 회원은 키 167cm에 몸무게 63kg으로,

출산 전보다 정확히 10kg이 늘어 있었다. 이번에는 시간이 좀 더 허락되어 4개월 만에 51kg이 되었고, 전에 만들었던 근육베이스를 상당 부분 회복할 수 있었다.

결혼 전보다 더욱 멋진 몸을 갖게 된 그녀는 주변 학부모들로부터 부러움을 한 몸에 받고 있다. 아름다운 외모뿐 아니라, 몸이 건강하고 가벼워졌다. 살짝 있었던 허리 통증도 싹 사라졌다. 아이들을 안아 주느라 조금 휘어 있는 어깨만 펴면 완벽해진다. 그래서 지금은 체형 교정과 근력 운동을 병행하면서 프로필 촬영에 도전하려고 준비 중이다. 이 책에 사진을 싣지 못하는 것이 아쉽지만, 이미 동생 못지않은 멋진 몸매가 되어 있다.

나는 마음을 건강하게
가꾸는 상담가다

텔레비전에서는 꼭 황금 시간대에 다이어트 식품을 광고한다. 사람들이 배부른 저녁 식사 이후에 그 방송을 보고 있노라면 빠져들 수밖에 없다. 늘씬한 쇼호스트가 여러 가지 실험 결과를 들먹이며 상품 판매에 열중하는 동안, 시청자는 왠지 저걸 먹으면 정말 살이 빠질 것 같은 환상에 사로잡힌다. 그 광고가 체중의 변화를 간절히 원하는 사람들의 심약한 정신 상태를 공략하기 때문이다. 하지만 김주연 회원(41세)의 이야기를 들어 보면, 생각이 달라질 것이다.

"다이어트에 좋다는 약은 다 먹어 봤습니다. 지금 이 몸이 된 건 다이어트 약의 부작용이에요. 하루 일을 하고 나면, 너무 힘이 들어서 영양 주사를 맞고 누워 있어야 합니다."

처음 봤을 때 그녀는 158cm에 68kg이었다. 그동안 다이어트에 좋다는 약은 다 먹어 봤다고 한다. 그래서인지 근육량이 현저하게 떨어져 있고, 근육의 질도 좋지 않았다. 아이 셋을 키우면서 사업을 하고 있는 그녀는 얼핏 보기에도 무척 힘들어 보였다. 집에서도 밖에서도 쉼 없이 일하기 때문에 많은 에너지가 필요했다. 그 에너지를 먹는 것으로 채웠으니, 자연스레 체지방률이 높아졌다. 외모에 대한 자신감이 떨어져 우울함으로 번져갈 즈음 다이어트 약이 크게 와닿은 것은 어쩌면 당연하다.

거의 대부분의 다이어트 약이나 식품이 탄수화물 섭취를 줄여 체중 감소를 유도하기는 한다. 그러나 그렇게 식이 조절로만 몸을 만들 경우 근육의 질이 떨어지고, 몸의 에너지를 위해 어느 순간부터 탄수화물을 입에 댈 수밖에 없다. 그리고 탄수화물이 들어가는 순간, 과식과 폭식을 일삼게 되어 결국 요요현상이 오는 악순환을 겪는다.

그녀 역시 그런 악순환을 겪어 왔고, 이제는 정말 몸을 위해 노력해야 하는 시점이라는 것을 알게 된 것이다. 회사에서 카리스마 있는 대표로 살다 보니, 만성 스트레스와 약간의 회의적인 태도를 보였다. 그럴수록 필요한 것은 꾸준히 운동할 수 있는 동기였다. 너무 먼 미래를 그려 주는 것보다는 가까운 미래, 즉 다음 주, 그다음 주의 단기 목표를 계속해서 제시해 주는 것이 필요했다.

어느 순간부터 체력이 올라오고 외모가 달라지기 시작할 즈음, 정말 원하는 몸으로 바뀔 수 있다는 그녀의 믿음은 굳건해졌다. 그리고 운동을 시작한 지 6개월만에 바디 프로필 촬영을 결심했다. 그 결심으로부터 두 달 후, 결국 목표를 실행했다. 지금은 운동이 삶의 일부분이 되어 수업이 없어도 나와서 셀프 트레이닝을 한다.

약을 통해 체중을 줄이는 것은 위험하다. 노력 없이 이뤄지는 다이어트는 사기다. 해당 약이나 식품에 체지방을 분해하는 성분이 있다는 게 검증되었다고 해도 사기다. 일시적으로 당신을 굶게 만들어서 체중을 줄여 놓을 뿐이기 때문이다. 곧 원래대로 돌아갈 체중이다. 그렇게 빠진 체중을 유지하기 위해서는 계속해서 그 약을 먹고 살아야 하며, 결국 그로 인해 더 극심한 노화에 시달리게 된다.

병든 당신의 몸과 마음을 현혹하는 다이어트 광고를 조심하라. 그들은 다이어트 실패의 원흉이다. 속으면 속을수록 계속해서 당신의 몸과 마음을 병들게 할 것이다. 당신을 홀리고 있는 다이어트 식품 또는 약 광고가 정말 당신의 몸과 건강을 바꿔 놓을 수 있다면, 홈쇼핑 채널에서만 나올 리 없다. 결국 소비자가 효과가 없다고 항의하면, "우리의 식품은 검증이 되었는데 당신이 노력하지 않아서 실패한 거야"라고 이야기할 것이다.

오늘도 나는 살아 있는 몸을 아름답게 조각한다

내 경험을 바탕으로, 트레이너와 바디 스컬터의 차이는 분명히 존재한다. 근력 운동을 통해 몸을 트레이닝 해 주는 사람이 트레이너라면, 바디 스컬터는 회원의 니즈에 맞게 몸을 조각해 주는 것은 물론이고, 꿈꾸던 몸으로 만들어 주는 것을 목표로 하는 사람이다. 또한, 그 과정에서 꼭 필요한 설득 능력이 탁월하여 어떤 상황에서도 회원을 끌고 갈 수 있는 힘을 가진 사람이다. 보디빌더처럼 큰 몸을 만드는 것이 아니라, 사람들이 가장 갖기 원하는 몸, 즉 꿈꾸던 몸을 만드는 사람이다. 거기에 더해 모든 운동 능력(민첩성, 근력, 순발력, 지구력, 유연성, 평형성, 협응 능력, 정신력)을 갖출 수 있도록 트레이닝 하는 운동 전문가다. 최고 레벨의 트레이너라고 생각하면 된다. 근육과 운동에 대한 전문가인 만큼 운동을 쉽게 가르치고, 운동에 참여하는 사람도 쉬운 만큼 오래 지속할 수 있다.

　나에게 온 회원을 이론적 능력과 현장 경험을 통해 압도하지 못한다면, 각 분야에서 꽤 높은 위치에 있는 그들을 설득시키는 것은 불가능하다. 장단기 목표 설정을 통해 필요한 시점마다 적절한 설득을 하지 못한다면, 자신의 일로 바쁜 삶을 살고 있는 회원들로 하여금 근력 운동을 지속하게 할 방법이 없다. 즉, 제대로 근력 운동의 매력에 빠질 틈도 없이 운동을 멈추게 되는 것이다. 당연히 멈춤으로 인해서 원래의 상태로 되돌아간다. 결국 셀프 트레이너가 되지 못한다. 퍼스널 트레이닝을 경험해 본 적이 있는데 현재까지 근력 운동을 지속하지 못하고 있는 사람들은, 제대로 된 설득의 과정을 겪지 못한 것이다. 그 사람을 담당했던 트레이너가 근육이 우리 몸에 줄 수 있는 선물과 혜택을 잘 이해시키지 못한 것이다. 또는 너무 힘들게 운동을 가르쳐서 회원 스스로 할 만한 것이라고 생각하지 못하게 한 것이다.

물론 나에게도 실패가 있었다. 나를 완전히 믿고 따를 마음이 없는 사람의 몸은 만들어 줄 수 없다. 회원과 나는 공통의 목표를 가지고 한 배를 타야 하는데, 목표 자체가 다르면 함께 갈 수 없다. 이 배의 선장은 나인데, 내가 가고자 하는 방향이 싫다면 어쩔 수 없이 그 회원은 배에서 내려야 한다. 그만큼 살아 있는 몸을 만들어 가는 과정은 합심과 협력이 중요하다.

일단 시작했다면, 최소 8개월 이상 운동할 것을 권장한다. 8개월 미만의 기간 동안 몸을 맡기는 회원에게는 꿈꾸는 몸을 만들어 줄 수 없다. 근육베이스를 만들고(3개월), 근육의 질을 향상시키면서(3개월), 원하던 체중에 도달하는 과정(2개월, 바디프로필 촬영 준비 기간 포함)은 개인차가 있긴 하지만, 최소 8개월의 기간이 필요하다. 물론 꾸준히 50분씩 주 3회 수업을 받았을 때 나올 수 있는 결과물이다. 그리고 또다시 3개월의 기간 동안 스스로 운동을 할 수 있는 수준으로 끌어올린다. 즉, 셀프 트레이너가 되는 것이다. 개인차를 고려하더라도, 꿈꾸던 몸을 만들고 유지할 수 있는 능력을 갖추는 기간은 1년이면 충분하다.

사실 1년이라는 시간은 근력 운동이 아니더라도 무엇이든 잘하는 것이 가능한 기간이다. 그만큼 우리 삶에서 꾸준함은 중요하다. 하지만 그것이 얼마나 힘든지 알고 있다. 어렵게 결심하고도 먹고 싶고, 움직이기 싫고, 하고 싶지 않기 때문에 또다시 늪에 빠지는 것 아니겠는가.

그렇게 수도 없이 많은 실패에도 불구하고 우리가 또다시 다이어트를 계획하는 이유는 궁극적으로 건강한 삶을 원하기 때문일 것이다. 그만큼 건강은 중요하다. 건강과 함께 외모를 바꾸어 자존감을 높이고 살아가려면, 꿈꾸던 몸을 만들 것을 추천한다. 꿈꾸던 몸을 가지고 살아가는 사람들은 극소수다. 하지만 누구나 1년이라는 기간만 투자하면 꿈꾸던 몸을 가질 수 있다. 비용과 시간, 노력을 투자해야만이 성공이라는 결과에 도달할 수 있다. 이 중 하나라도 빠진다면, 당신은 또다시 새로운 다이어트를 계획해야만 한다.